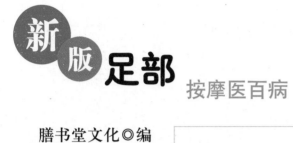

新版 足部

按摩医百病

膳书堂文化◎编

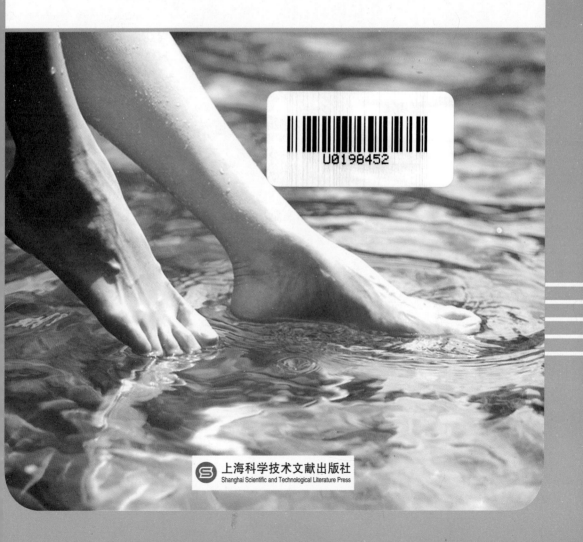

上海科学技术文献出版社
Shanghai Scientific and Technological Literature Press

图书在版编目（CIP）数据

新版足部按摩医百病／膳书堂文化编 . —上海：
上海科学技术文献出版社，2017
（健康医疗馆）
ISBN 978-7-5439-7452-4

Ⅰ . ①新…　Ⅱ . ①膳…　Ⅲ . ①足—按摩疗法（中医）
Ⅳ . ① R244. 1

中国版本图书馆 CIP 数据核字（2017）第 126268 号

责任编辑：张　树　李　莺
助理编辑：杨怡君

新版足部按摩医百病

膳书堂文化　编

*

上海科学技术文献出版社出版发行

（上海市长乐路 746 号 邮政编码 200040）

全 国 新 华 书 店 经 销

四川省南方印务有限公司印刷

*

开本 700×1000　　1/16　　印张 9　　字数 180 000
2017 年 7 月第 1 版　　　2017 年 7 月第 1 次印刷
ISBN 978-7-5439-7452-4

定价：29.80 元

http://www.sstlp.com

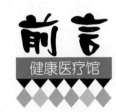
前言
健康医疗馆

随着人们对药物副作用的认识愈加深刻，"回归自然"的治疗方法日渐得到广泛的接纳。足部按摩就是其中之一。

足部按摩是一种简便、安全的自然疗法，早在《内经》里就有详细记载。后来，经人体解剖学研究发现，人的双脚合并正是人体器官组织立体分布的缩影。也就是说，当某个器官或腺体发生病变时，其足部反射区就会有结晶沉积而成为"痛点"，每个"痛点"触觉反应不同，有的像沙子，有的像颗粒状，有的则只有肿胀的感觉。这时，如果刺激足穴，便可疏通循环管道之障碍，促进血液循环，使体内毒素杂物排出，使器官功能恢复，人体重现健康。

俗话说：是药三分毒，但通过足部按摩疗法，即不用打针、吃药，也不用做物理治疗，所以在医学界被列为"第三医学"。然而，作为医疗手段的一部分，足部按摩的神奇疗效对许多人来说都是个谜。那么，为了能解开这个谜，为了能让更多的人了解和掌握足部按摩，我们精心编排了本书。书中不但讲解了足部按摩防治疾病的科学原理，同时还介绍了足部按摩的各种手法，并且针对各类常见疾病，给出了对症疗法，由于考虑到人们对穴位的了解不多，我们在文中穿插了大量图片，以帮助读者找准穴位，用对手法，把足部按摩的治疗作用发挥到最大。

回归历史，足部按摩曾只是一种保健舞蹈流传于民间；而千百年后，足部按摩却本着治病强身的实力登上大雅之堂。由此可见，医学的发展从未止步，人们在与疾病的斗争中会越来越稳操胜券。

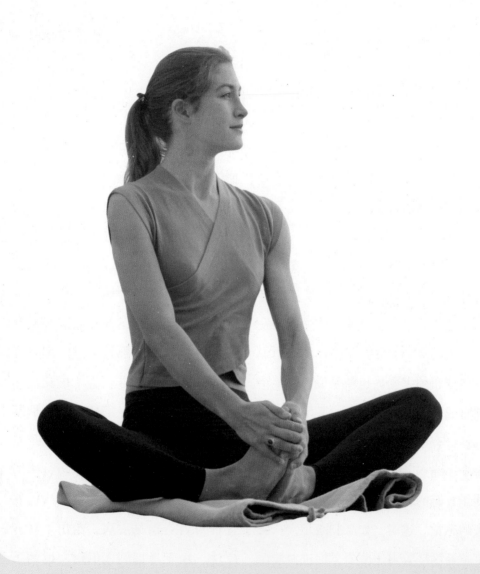

目 录
Contents

上篇　足部穴位知识与按摩方法　1

　　足部按摩，又称足部推拿，是我国众多按摩术里面最为重要的分支。说到足部按摩，其早在三千年前的《黄帝内经》中就有提及，后来随着人们养生保健意识的不断提高而受到广泛关注。现在，经无数临床实践证实，足底按摩的确为一种安全、有效的保健方式和防治疾病的好方法。

中篇 常见病的足部健康疗法 47

> "脚是人的第二心脏"，人的脏腑器官与足底穴位是一一对应的。足部穴位可以反映及治疗全身多种疾病，而通过对足部按摩可以调整人体生理机能，提高免疫系统功能，达到防病、治病、保健、强身的目的。在生活中，生病吃药似乎已成为一种思维定式，但事实上，有许多种疾病可以通过非药物疗法来治疗或作为辅助手段，效果也是非常显著的。

呼吸系统疾病 ·· 48

下篇 日常保健与足部健康疗法 117

> 中医理论认为，人有"四根"——耳根、鼻根、乳根和脚根，且以脚根为四根之本。在日常保健中，我们应该注意保持足部的血液循环畅通，因为这关系到全身的血液能否正常循环。而足部按摩具有固养根气、疏通经络和调解神经的作用，是最佳的畅通足部血液循环的方法。

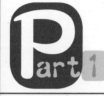Part 1 上篇　足部穴位知识与按摩方法

　　足部按摩，又称足部推拿，是我国众多按摩术里面最为重要的分支。说到足部按摩，其早在三千年前的《黄帝内经》中就有提及，后来随着人们养生保健意识的不断提高而受到广泛关注。现在，经无数临床实践证实，足底按摩的确为一种安全、有效的保健方式和防治疾病的好方法。

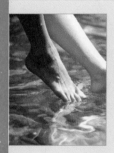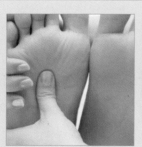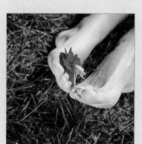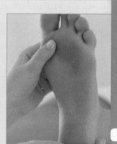

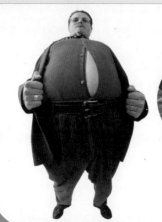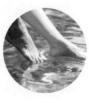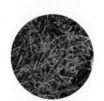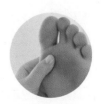

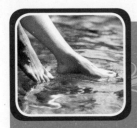

按摩保健的原理

足部按摩属于我国传统医学的一部分，主要是依靠手法的力度和力的方向实施的治疗。一般手法的轻重不同，其渗透于内的力度也有差别。

神经反射内分泌学说

神经反射的定义是人类及其他动物的机体在中枢神经系统的参与下，对内环境和外环境的变化做出有规律性的适应性反应。

人体是一个复杂的、各部位和各器官有机联系的统一整体，身体的表面和内部都有着丰富而敏感的神经末梢感受器。当身体内外环境发生变化时，感受器受到刺激，引起神经冲动沿传入神经纤维将信号传递到中枢神经细胞，经过中枢神经的处理（分析、综合），再将信号经传出神经纤维传递至相关器官、腺体或肌肉，引起有生理意义的功能活动。

足部有与人体各器官相关联的反射区或敏感点，任何器官有病变都可以在相应的反射区和敏感点产生变化。如心脏缺氧时，可表现为足部心脏反射区有触痛；乳腺肿物可以在其反射区摸到结节；子宫切除后，在子宫反射区可有空虚感等。

按摩足部某一反射区时，通过神经反射作用与其相关器官或部位发生联系。该部位如果是肌肉组织可能会改变其收缩功能；如果是心脏可能会调节其心率和心肌收缩力；如果是腺体则会调节其分泌功能；如果是消化道便可能调节其蠕动情况等。

足部按摩疗法的作用中很重要的一部分是通过神经的反射机能调动人体一系列的综合反应来完成的。按摩可以使神经兴奋，也可以使神经抑制，故有双向调节的作用。

总的来说，按摩足部反射区产生较为强烈的刺激，可以阻断相应器官原有的病理冲动，并取而代之，引起一系列的神经体液调节，激发人体的潜能，调节机体的免疫力和抗病功能，调节体内某种失衡状态，使机体向着接近正常水平的方向变化，从而起到保健治病的作用。

生物全息胚原理

全息生物学是山东大学张颖清教授在20世纪80年代初创立的一门生物学新学科。全息论学说实际上讲的是整体与局部的关系。

自然界中，每一个小的局部都有包含它本身在内的整体的全部信息，如地球包含了太阳系的全部信息，太阳系又有整个宇宙的全部信息。

人作为一个整体，每个局部都有整个人体的全部信息，是全身各器官的缩影。因为人体是由一个受精卵发育而来的，所有的遗传密码通过细胞的有丝分裂和DNA的半保留复制，平均地分配到每一个体细胞内，使每个细胞都含有和受精卵完全相同的生物信息。

包含人体全部信息的每一个有独立功能的局部器官，我们叫它"全息胚"。足部全息胚中也有人体的整体信息，这些信息我们叫它反射区，具有与人体器官相对应的特点，它们之间的生物特性相似程度较大。因此，对这些反射区进行按摩刺激，即可调整相应组织器官的功能状态。

由于人体足部的组织结构较完全，有骨骼支架、肌肉、肌腱、韧带等，较容易按各种标志确定反射区的位置和范围；而且远离心脏，是血液循环最弱的部位；再加上面积比较大，操作方便，便于进行自我按摩。所以，对足部的按摩具有特殊的优越性。

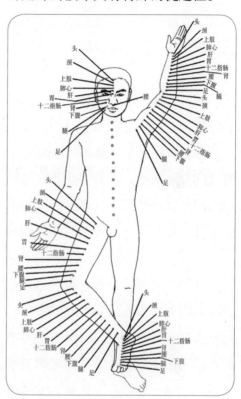

血液循环原理

血液循环是人体的能源管道，它肩负着为全身器官组织输送氧气和营养物质，从组织中运出二氧化碳等代谢所产生的废物，再经肾脏、肺脏和皮肤等排出体外的任务。

足部处于全身最低的位置，距离心脏最远，血液流经此处速度最慢，再加上地心引力的作用，静脉血液中很多的"杂质"，如酸性代谢产物、未被利用的钙和其他金属离子及大分子有机物质等，容易沉积于足底。日积月累，足底处就会积存许多废物，甚至是有毒物质，刺激相关反射区，通过神经反射造成对该相应器官的恶性刺激，甚至导致该器官的功能异常。

足部按摩可引起毛细血管扩张，血流加快，促使静脉和淋巴的回流；改善肾、输尿管和膀胱等排泄器官反射区的血液循环，增强相应器官的排泄功能；改善肺和支气管反射区的血液循环，促进肺内氧气和二氧化碳的交换。

微循环功能的改善，可降低大循环外周阻力，大大减轻心脏的负担；血液循环功能改善后，又能通过末梢神经影响中枢神经，反射性地调节全身循环功能，促进新陈代谢，使激素分泌水平增高，人体所有组织器官的生理机能得到加强。

因此，足部按摩不但能改善足部血液循环和淋巴循环，而且通过提高心脏、肺脏和内分泌腺的功能，更进一步促进了全身各器官的功能。

对足底进行有效的按压或任何其他的挤压方法，都可以起到一个"血泵"的作用，完成"第二次起动"，促进血液循环，所以说脚是人的第二心脏。

经络学说

中医学研究发现：在人类体内存在着一个经络系统，经络系统可将人体脏腑组织器官联系成一个有机的整体，而且也是人体气血运行的通路，并借以行气血、通阴阳，从而使人体各部的功能活动得以协调，维持相对

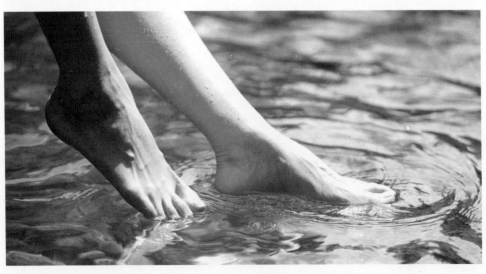

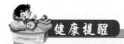

脚底按摩是保健也是治疗

医师通过按摩脚底反射区给病人进行身体治疗。

脚底按摩服务从传统走向现代，中医诊所、脚底按摩院、现代 Spa、保健产品公司等，都给顾客（病人）提供这方面的服务，可见脚底按摩的盛行。

《黄帝内经》的《足心篇》中简述了脚底按摩原理：人体器官脏腑各部位在脚底都有反射区，用按摩刺激反射区，通过血液循环、神经传导，能调节机能平衡，恢复器官功能，收到祛病健身之效。

中医理论记载，人有"四根"——耳根、鼻根、乳根和脚根，其中以脚根为四根之本。人老脚先衰，木枯根先竭，可见脚对人体的重要性。

1. 通过反射区做治疗

脚底按摩是一种保健方式，也有医师通过按摩脚底反射区给病人进行身体治疗。

脚踏地面，地心引力使血液无法回流，通过脚底按摩，刺激血液循环，让血液回流上来，可强身健体。脚底和脚趾有千万神经和血管，即使不是按摩反射区，只是稍微按摩脚底，还是具有保健效用。

在治疗法上，脚底按摩以刺激脚底与腿侧的点、线、带和区，不只是纯粹按摩脚底反射区，最终目的是达到舒经活络，松弛神经。

按摩时，有人感觉疼痛，问题是出在按摩师还是病人身上？

通常，按摩时得让病人感到舒服，如果病人感觉疼痛，把双脚缩回来，就表示按摩的力道过大。

2. 正规按摩不会感到疼痛

按摩师给心脏病患者做脚底按摩时得注意，不要让病人感到疼痛，力道必须点到为止，让病人舒服。病人喊痛，心脏负荷过大，血压不正常，可能会起到反作用。

糖尿病患者的两脚常因病情加剧而得锯掉，关键就在足部末梢神经出现问题。患上糖尿病的病人，应经常接受脚底按摩，让血液通达末梢神经。

肾脏病人也应多做脚底按摩。如果病人的肌肉已坏死或出现溃烂现象，就不适合进行脚底按摩。

脚底按摩对慢性病人的助益最大，例如经常失眠、体质虚弱者等，进行脚底按摩后，疗效显著。

3. 不需要每天按摩

脚底按摩既然那么好，可以每天进行按摩吗？其实，病人（顾客）没有必要每天来做脚底按摩，否则反而会损伤肌肉。按摩一次后，肌肉得到松弛，血液得以循环，隔天还是有这方面的效用，可以隔两天再来做。

市面上销售的脚底按摩器种类繁多，功能在足部的穴位提供刺激，作用包括促进血液循环、舒缓关节不适、手部僵硬，促进新陈代谢。这些保健商品基本上都具有辅助作用，能达到松弛肌肉，使血液系统循环良好的疗效。不过使用者必须根据体质进行脚底按摩，时间也不应太长。

平衡。

近年来，人们运用生物物理学与生物化学的方法进行研究，结果都已证实经络是客观存在的。经络是由生物学性质相似程度较大的连续性细胞团构成的，它又是毛细血管、神经末梢、肥大细胞密集的通道。

人体中最重要的经络是十二正经和奇经八脉。其中，足太阴脾经、足少阴肾经、足厥阴肝经、阴维脉、阴跷脉都起于足部，而足阳明胃经、足太阳膀胱经、足少阳胆经、阳维脉、阳跷脉则终止于足部。这些经络都通往特定的脏器，或司辖特定的功能。

人体每个器官都有经络联属，同时又和与它有关的器官相联络。如肝与眼有联系，同时又和鼻、耳、手、膝、足等联络，形成了一个相对密切的联络网。

由于双足通过经络系统与人体各脏腑器官有着多种复杂的联系，从而构成了足部与全身的统一性和整体性，脏腑功能的失调和病理变化必然会反映到足部来。也就是说，如果在人体的体表特定部位（足反射区）出现阳性反应区域，也可以认为是人体内脏在病理状态下的一种经络现象。这为疾病的诊断提供了依据。

经络是一个"通道"，通道受阻就会出现各种不适。同血液循环和反射原理一样，足部按摩沿经络循行线进行传导，可以疏通足部经络，促进气血的运行，协调脏腑，平衡阴阳，调整有关器官的功能活动，从而达到保健的目的。

阴阳平衡理论

中医学认为，人体各个部分由两种既对立又统一的物质，即阴和阳构成，疾病的发生和发展是由于阴阳两个对立面的正常关系遭到破坏所致。

足部反射区与机体各脏腑器官有着密切的内在联系，对反射区进行按摩可以起到调节作用，使机体达到新的阴阳平衡，消除疾病，恢复健康。

按摩足部反射区具有"双向调节"作用，能调整内分泌腺的分泌功能，从而达到调整机体阴阳平衡的作用。例如，按摩足部甲状腺反射区，能降低甲状腺机能亢进者甲状腺分泌水平，而对甲状腺功能低下者却具有促进其分泌功能。

对足部反射区进行刺激按摩时，以上这些原理是同时统一的发挥作用，而不是各自独立的发挥其效能，所以足部反射区按摩具有一定的保健作用。

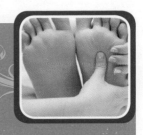

足部按摩的作用原理

《黄帝内经》中指出："人体生病，是因为某个部位经络不通或气血不通。"所以我们可以通过按摩足部，来促进血液循环，祛病强身。

促进血液循环

血液在心脏和血管组成的血液循环系统流动，输送营养，排出废物。促进血液循环对机体的健康至关重要。健康人都有一双脚，但有没有人想过脚承受着多大的压力？每走一步，人的双脚都要承受百余千克的压力，一天下来的压力和是很惊人的。

脚在人体中距心脏最远，如果脚部末梢循环产生障碍，很容易导致血液循环不畅，进而导致新陈代谢不畅、全身组织器官功能下降。进行足部刮痧按摩，可使足部的血液循环顺畅，促进全身血液循环，加速机体新陈代谢、补充营养，使人的机体健康、正常地运转。

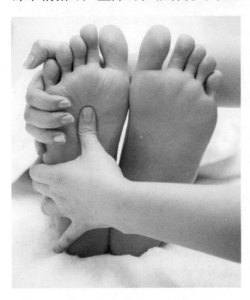

调节神经系统

神经系统是机体内起主导作用的调节机构，神经组织遍布人体各个部位，在控制和调节机体活动方面发挥着极其重要的作用。神经组织重要而复杂的生理功能都是通过反射活动来完成的，完成这种活动的基础就是神经元。神经元通过反射活动，保证了机体内部的统一，使各器官的功能活动更好地适应外界环境的变化。

足部分布着非常丰富的神经组织，通过有效刺激足底反射区，可使相应组织器官的功能得到调节，使正常的更强壮，不正常的得以改

腿足保健七法

1. 浴足

用热水泡脚，特别是用生姜或辣椒煎水洗脚，可较快地扩张人体呼吸道黏膜的毛细血管网，加快血液循环，从而使呼吸道黏膜内血液中的白血球及时地消灭侵袭人体的细菌和病毒，使人体免受感染。

2. 摩脚

洗脚后，双手搓热，轻轻揉搓相关部位或穴位，可全脚按摩，也可局部按摩，多按摩涌泉穴（足心）或太冲穴（一、二足趾关节后）或太溪穴（内踝高点与跟腱之间凹陷处）。对头昏、失眠、厌食、面色晦暗、疲劳、高血压、便秘等有防治作用。

3. 高抬贵脚

每天将双脚跷起 2～3 次，平或高于心脏，此时脚、腿部血液循环旺盛，下肢血液流回肺和心脏的速度加快，得到充分循环，头部可得到充足而新鲜的血液和氧，同时对脚部穴位、反射区也是一个良性刺激。部队行军后都知用此法迅速消除疲劳，平时抬脚也有好处。

4. 搓揉腿肚

以双手掌紧夹一侧小腿肚，边转动边搓揉，每侧揉动 20 次左右，然后以同法揉动另一条腿。此法能增强腿力。

5. 扳足

取坐位，两腿伸直，低头，身体向前弯，以两手扳足趾和足踝关节各 20～30 次，能锻炼脚力，防止腿足软弱无力。

6. 扭膝

两足平行靠拢，屈膝微向下蹲，双手放在膝盖上，膝部前后左右呈圆圈转动，先向左转，后向右转，各 20 次左右。可治下肢乏力、膝关节疼痛。

7. 甩腿

一手扶物或扶墙，先向前甩动小腿，使脚尖向上跷起，然后向后甩动，使脚尖用力向后，脚面绷直，腿亦尽量伸直。在甩腿时，上身正直，两腿交换各甩数十次。此法可预防半身不遂、下肢萎缩无力及腿麻、小腿抽筋等。

8. 纠正你的误区

"每周锻炼 10 分钟足以保健康"这种观点或类似的说法虽然很普遍，但并不准确。要记住：健康路上无捷径，要想获取健康，就需要经常锻炼，这是唯一正确的途径。

通常的锻炼标准是每周锻炼 3～5 次，每次进行 20 分钟。不过，坚持是关键。如果有一两天没能锻炼也没什么关系。不要试图通过加倍运动来弥补，因为这样做肌体很容易受到损伤。

善和恢复。

疏通经络气血

经络具有联系脏腑和肢体的作用。人体的五脏六腑、四肢百骸、五官九窍、筋骨皮肉等组织器官主要是依靠经络系统的联络沟通，使机体协调统一。

经络具有运行气血、濡养周身、抗御外邪、保卫机体的作用。经络内属于脏腑，外络于肢节，沟通于脏腑与体表之间，将人体脏腑组织器官联系成为一个有机的整体。

在人体十二经脉中有六条经脉到达足部，即足三阴经（足太阴脾经、足厥阴肝经、足少阴肾经）、足三阳经（足阳明胃经、足少阳胆经、足太阳膀胱经）。通过足部刮痧按摩治疗，可以疏通经络，解除病痛，调节和恢复人体脏腑功能，使失调、病变的脏腑功能得以重新修复和调整，进而达到康复。

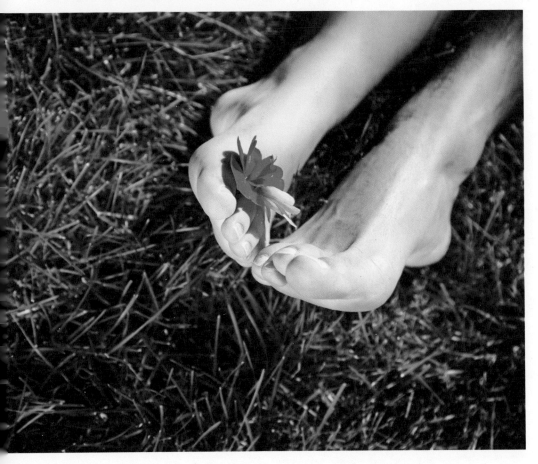

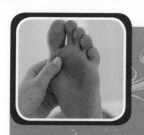

足部穴位与按摩方法

俗话说："人老足先衰，木枯根先竭。"如果把人体比喻为一棵树，那么足就是其根部，一旦足部健康面临威胁，人体健康就会受到影响。

双足在人类的产生和发展过程中起到了关键性的作用。古猿双足站立行走，是从猿到人转变过程中具有决定意义的一步，其促进了大脑的发育，使人类摆脱了原始的境地，成为万物之灵。

人类的双足由52块骨骼、66个关节、40条肌肉和200多条韧带组成，是人体重要的运动和负重器官，承受着身体的全部重量，是人体重要的组成部分，更是人体健康的基石。

足部密布着丰富的毛细血管、淋巴管和神经末梢，有66个穴位、70多个反射区和70多个与脏器相关联的敏感点，与人体五脏六腑和大脑组织密切相关。人体所有脏腑功能的变化，都能从足部反映出来。

双足处于人体的最低位置，远离心脏，并受地心力影响，血液供应少，血流缓慢，且表层脂肪薄，保暖功能差，极易受邪气的侵袭，从而导致疾病。若能经常活动或按摩双足，促进足部的血液循环，不但有利于足部保健，还有利于血液回流，增加回心血量，所以足有人体"第二心脏"的说法。

人类虽然无法摆脱死亡的自然规律，但是如果平时保养得当，便可延缓衰老。因此，应该顺应自然规律，保持身体内外环境的平衡，爱护自己的双足，力求健康长寿。

足部经脉

足三阴经起于足，足三阳经止于足。因此，足部是足三阴、足三阳经脉循行、分布之处，是足三阴、足三阳经脉的根部与本部的所在地。

足部6条经脉与全身其他各经络也有着千丝万缕的联系，正如《素问·厥论》所说："阳气起于足五趾之表，阴气起于足五趾之里。"因此，按摩足部相应的穴位可以治疗远端部位（头面、脏腑、躯干等）的疾病，或对全身的某些机能状态起到调整作用。

足部6条经络的循行、分布如下：

1 足阳明胃经

足阳明胃经行走于足背中央，止于足第二趾的外侧端"厉兑"穴，其支脉进入拇趾和中趾。分布于足部的穴位有：解溪、冲阳、陷谷、内庭、厉兑（如图1-1）。

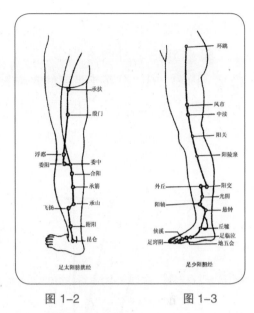

图1-1

2 足太阳膀胱经

经过足外侧赤白肉际，止于足小趾外侧的"至阴"穴。分布于足部的穴位有：昆仑、仆参、申脉、金门、京骨、束骨、足通谷、至阴（如图1-2）。

3 足少阳胆经

行于足背外侧，止于足第四趾外侧端，其支脉斜入拇趾。分布于足部的穴位有：丘墟、足临泣、地五会、侠溪、足窍阴（如图1-3）。

4 足太阴脾经

起于拇趾甲根内侧的"隐白"穴，沿足内侧赤白肉际上行。分布于足部

图1-2　　　　　　　图1-3

的穴位有：隐白、大都、太白、公孙、商丘（如图1-4）。

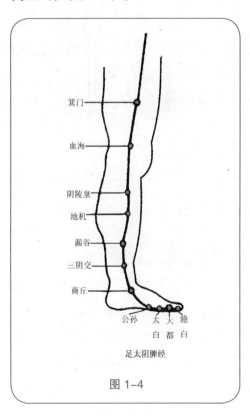

图1-4

5　足厥阴肝经

起于拇趾甲根外侧的"大敦"穴，沿足背内侧上行。分布于足部的穴位有：大敦、行间、太冲、中封（如图1-5）。

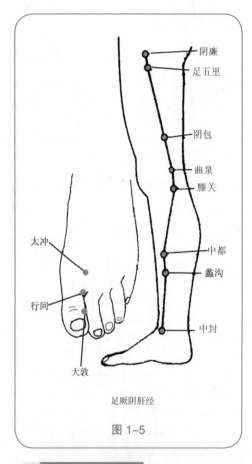

足厥阴肝经

图 1-5

6　足少阴肾经

起于足底内侧"涌泉"穴，斜着穿过足底后，沿着足内侧上行。分布于足部的穴位有：涌泉、然谷、太溪、大钟、水泉、照海（如图1-6）。

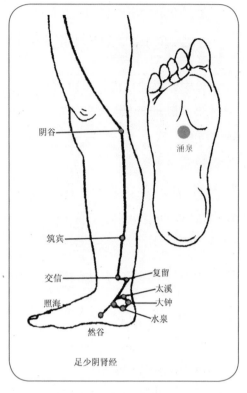

足少阴肾经

图 1-6

足部重要穴位及功效

1　厉　兑

定位：位于第二趾末节外侧，距甲根边缘下约2毫米处。

主治：牙痛、咽喉肿痛、热病、多梦、头痛、眼睛疲劳、下痢、便秘等。

2　第二厉兑

定位：位于第二趾甲根边缘中央下方的2毫米处。

主治：呃逆、呕吐、食欲不振等。

12

3 第三厉兑

定位：位于第三趾甲根边缘中央下方约 2 毫米处。

主治：呃逆、恶心呕吐、胃酸过多、胃痛、胸部闷胀等。

4 至 阴

定位：在足小趾末节外侧，距甲根边缘下方约 2 毫米处。

主治：头痛、目痛、胎位不正、难产、肩酸痛、便秘、下痢、夜尿症等。

5 内至阴

定位：位于小趾内侧（靠第四趾）甲根边缘下 2 毫米处。

主治：头痛、怕冷等。

6 足窍阴

定位：在足第四趾末节外侧，距甲根边缘下约 2 毫米处。

主治：头痛、失眠、月经不调、牙痛等。

7 隐 白

定位：在拇趾末节内侧，距甲根边缘约 2 毫米处。

主治：腹胀、便血、尿血、月经过多、多梦、头痛、肩酸痛、便秘等。

8 大 敦

定位：位于大拇指外侧（靠第二趾）甲根边缘约 2 毫米处。

主治：疝气、遗尿、经闭、崩漏、目眩、腹痛。

9 第二大敦

定位：位于大拇趾甲根边缘中央下约 2 毫米处。

主治：目眩、耳鸣等。

10 龟头穴

定位：位于大拇趾前端中央。

主治：性无能、冷感症等生殖系统疾病（以上 10 穴见图 1-7）。

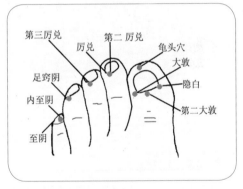

图 1-7

11 昆 仑

定位：在足部外踝后方，外踝顶点与跟腱之间的凹陷中。

主治：脚跟肿痛、头痛、腰痛、高血压、眼疾、怕冷症、下痢等。

13

12 仆 参

定位：在足外侧部，外踝后下方，昆仑穴直下，跟骨外侧赤白肉际处。

主治：脑溢血、高血压、头痛、神经官能症、腰痛、坐骨神经痛等。

13 金 门

定位：在足外侧，外踝前缘直下，骰骨下缘处。

主治：痔疮、头痛、腰痛、闪腰、脚关节痛、五十肩和下腹痛等（以上3穴见图1-8）。

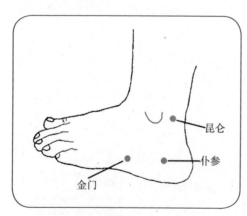

图 1-8

14 足通谷

定位：位于小趾，小趾弯曲时外侧横纹末端。

主治：头痛、目眩、痔疮、腰痛、膀胱炎、脚背痛、坐骨神经痛。

15 足临泣

定位：在足背外侧，第四跖趾关

节的后方，第四趾、小趾跖骨夹缝中。

主治：月经不调、遗尿、头痛、腰痛、肌肉痉挛、眼疾、胆囊炎、神经官能症等。

16 行 间

定位：在足背侧，第一、二趾间，趾蹼缘后方赤白肉际处。

主治：头痛、目眩、目赤肿痛、肝脏疾病、宿醉、肋间神经痛、月经过多等。

17 太 冲

定位：在足背侧，第一跖骨间隙的后方凹陷处。

主治：头痛、眩晕、肝脏病、牙痛、眼疾、消化系统、呼吸系统、生殖系统等病变（以上4穴见图1-9）。

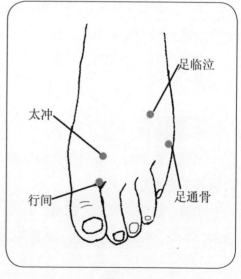

图 1-9

18 商　丘

定位：在足内踝前下方凹陷中，脚腕横纹末端。

主治：便秘、黄疸、足踝痛、虚弱倦怠、消化不良、胸闷欲吐、腹痛等。

19 中　封

定位：位于商丘前方（靠脚趾方向）约2～3毫米处。

主治：肝炎、怕冷症、风湿关节炎、腰痛、便秘、下痢、食欲不振等。

20 然　谷

定位：在足内侧缘，足舟骨粗隆下方，赤白肉际处。

主治：月经不调、带下、遗精、泄泻、小便不利、心悸、不孕症等。

21 太　溪

定位：在足内侧，内踝后方，内踝尖与跟腱之间的凹陷处。

主治：月经不调、遗精、阳痿、气喘、咽喉肿痛、肾脏病、牙痛、支气管炎、关节痛等。

22 水　泉

定位：在足内侧，内踝后下方，太溪直下一横指，即内踝后缘下方与跟骨内侧凹陷中。

主治：月经不调、痛经、经闭、失眠、胃炎、膀胱炎、下痢、肾脏病等。

23 三阴交

定位：位于内踝上缘三横指，踝尖正上方胫骨边缘四陷中。

主治：怕冷症、更年期障碍、妇科各种疾患。对胃酸、食欲不振亦有效（以上6穴见图1-10）。

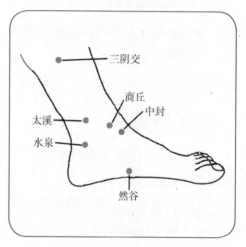

图 1-10

24 里内庭

定位：位于第二趾根部，脚趾弯曲时趾尖碰到处。

主治：食物中毒、荨麻疹等。

25 涌　泉

定位：位于脚掌前1/4线中央，人字形纹顶点下约1毫米处。

主治：头痛、头昏、高血压、糖

尿病、过敏性鼻炎、更年期障碍、怕冷症、肾脏病等。

穴及反射区见图1-11）。

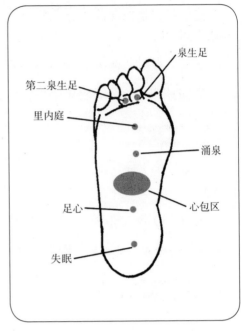

图 1-11

26 泉生足

定位：位于足底第二趾第一关节和第二关节中央。

主治：心脏病、心悸、呼吸困难、头痛、呕吐、宿醉不适等。

27 第二泉生足

定位：位于足底第三趾第一关节和第二关节中央。

主治：对各种心脏疾病有良效。

28 心包区

定位：位于脚掌前缘的中央部位，即脚掌中分线的中央。

主治：低血压、自律神经失调、焦虑症、更年期障碍等。

29 足 心

定位：位于足弓中心部位，直径约3毫米圆形区域。

主治：低血压、心脏病、风湿、关节炎等。

30 失 眠

定位：位于足跟部中央的正中线上，内外踝连线的交叉点。

主治：失眠、高血压等（以上7

31 足三里

定位：位于外膝眼下四横指，胫骨边缘。找穴时，以食指（左腿用右手、右腿用左手）第二关节沿胫骨上移，至有突出的斜面骨头阻挡为止，指尖处便是足三里穴位。

主治：食欲不振、腹泻、腹胀、腰腿疲劳、皮肤粗糙。

32 阳陵泉

定位：位于膝盖下方，小腿外侧之腓骨小头稍前凹陷中。

主治：关节僵硬、抽筋、麻痹、腰腿疲劳、胃溃疡等。

33 ▶ 丰 隆

定位：位于腓骨小头与外踝尖连线的中点处。

主治：肥胖、头痛、便秘、高血压、神经官能症、气喘、多痰等（以上3穴见图1-12）。

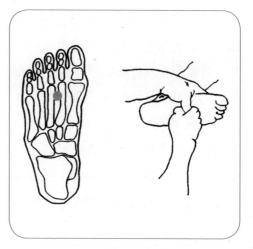

图 1-13

【手法】以一手持脚，另一手半握拳，食指弯曲，以食指第一指间关节顶点施力，定点向深部按压3～4次。

2 ▶ 肾 脏

【取穴】双脚脚掌第一跖骨与趾骨关节所形成的"人"字形交叉后方中央凹陷处（图1-14）。

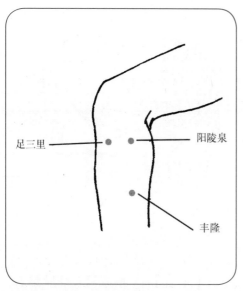

图 1-12

有效的足部反射区

1 ▶ 肾上腺

【取穴】双脚脚掌第一跖骨与趾骨关节所形成的"人"字形交叉点稍外侧（图1-13）。

【主治】心律不齐、昏厥、炎症、过敏、哮喘、风湿症、关节炎、肾上腺皮质功能不全症等。

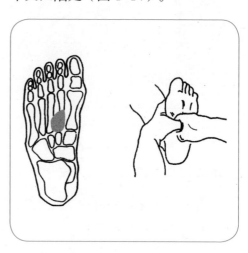

图 1-14

【主治】各种肾脏疾患，如急慢性肾炎、肾功能不良、肾结石、游走肾、肾脏不全及尿毒症、水肿、风湿症、关节炎、泌尿系统感染及其他疾患、高血压等。

【手法】以一手持脚，另一手半握拳，食指弯曲，以食指第一指间关节顶点施力，由脚趾向脚跟方向按摩约4～6次。

3 输尿管

【取穴】双脚脚掌自肾脏反射区至膀胱反射区之间，呈弧线状的一个区域（图1-15）。

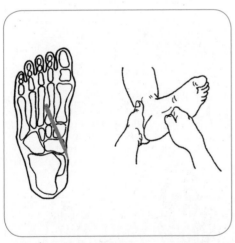

图1-15

【主治】输尿管结石、发炎，输尿管狭窄，排尿困难，泌尿系统感染等。

【手法】以一手持脚，另一手半握拳，食指弯曲，以食指第一指间关

节顶点施力，由肾脏反射区向膀胱反射区按摩4～6次。

4 膀 胱

【取穴】内踝前下方双脚脚掌内侧舟骨下方，拇展肌侧旁（图1-16）。

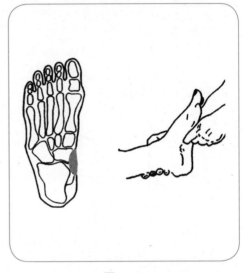

图1-16

【主治】肾、输尿管及膀胱结石，膀胱炎及其他泌尿系统与膀胱疾患。

【手法】以一手持脚，另一手半握拳，食指弯曲，以食指第一指间关节顶点施力，定点按压4～6次。

5 额 窦

【取穴】10个脚趾的趾端。右边额窦在左脚，左边额窦在右脚（图1-17）。

【主治】脑血管意外（中风）、脑震荡、鼻窦炎、头痛、头晕、失眠、

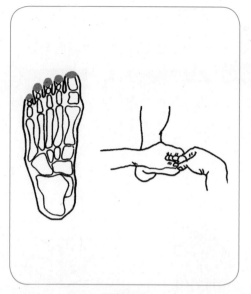

图 1-17

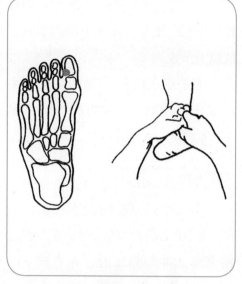

图 1-18

发烧及眼、耳、鼻、口腔等疾患。

【手法】以一手持脚，另一手半握拳，食指弯曲，以食指第一指间关节顶点施力。拇趾：自外向内侧按摩3～4次。其他趾头：从趾端向趾跟方向按摩各3～4次。

6 垂 体

【取穴】双脚拇趾肉球中央部位（图1-18）。

【主治】内分泌失调（甲状腺、甲状旁腺、肾上腺、生殖腺、脾、胰等功能失调）、小儿发育不良、遗尿、更年期综合征等。

【手法】以一手持脚，另一手半握拳，食指弯曲，以食指第一指间关节顶点施力，定点深入按压3～4次。

7 小脑及脑干

【取穴】双脚拇趾肉球根部靠近第二节趾骨处。右半部小脑及脑干的反射区在左脚；左半部小脑及脑干的反射区在右脚（图1-19）。

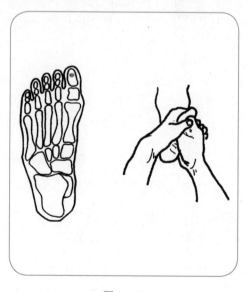

图 1-19

【主治】脑震荡、脑肿瘤、高血压、失眠、头晕、头痛、肌肉紧张、肌腱关节疾患等。

【手法】以一手握脚，另一手的拇指指端施力，向趾根方向按摩3～4次。

8 三叉神经

【取穴】双脚拇趾近第二趾的一侧。右侧三叉神经的反射区在左脚，左侧三叉神经的反射区在右脚（图1-20）。

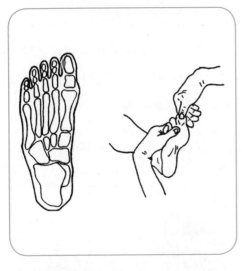

图 1-20

【主治】偏头痛、颜面神经麻痹及神经痛、肋软骨炎、失眠，头面部及眼、耳、鼻的疾患。

【手法】以一手握脚，另一手拇指指端施力，由趾端向趾根按摩3～4次。

9 鼻

【取穴】双脚拇趾肉球内侧延伸到拇趾趾甲的根部，第一趾间关节前。右鼻的反射区在左脚上，左鼻的反射区在右脚上（图1-21）。

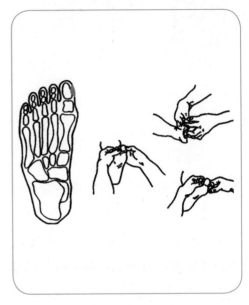

图 1-21

【主治】急慢性鼻炎、鼻出血、各种鼻病（如过敏性鼻炎、鼻蓄脓、鼻窦炎、鼻塞、流鼻水等）。

【手法】以一手握脚，另一拇指指端施力，按摩3～4次。

10 头 部（大脑）

【取穴】双脚拇趾第一关节底部肉球全部。右半部大脑的反射区在左脚上，左半部大脑的反射区在右脚上（图1-22）。

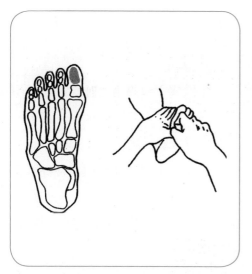

图 1-22

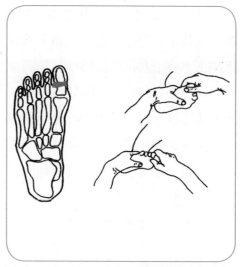

图 1-23

【手法】以一手持脚，另一手半握拳，食指弯曲，以食指第一指间关节顶点施力，由拇趾趾端向根部按摩3～4次。

【主治】高血压、脑中风、脑震荡、头晕、头痛、头重、失眠、脑性麻痹、脑血栓、视觉受损。

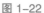 **11** 颈　项

【取穴】双脚拇趾第二关节底部与脚趾内侧呈45°，靠第一关节下方，即小脑反射区下方处。右侧反射区在右脚之上，左侧反射区在左脚上（图1-23）。

【主治】颈部酸痛、颈部僵硬、扭伤、拉伤、高血压、落枕、颈部循环障碍。

【手法】以一手握脚，另一手

拇指指端施力，沿着拇趾根部，自足背至拇趾与第二趾间缝再至足底按摩3～4次（敏感点在足背拇趾根部靠近第二趾一侧）。

12 甲状旁腺

【取穴】双手握脚内缘第一趾骨与第一趾骨关节处约成45°。（图1-24）。

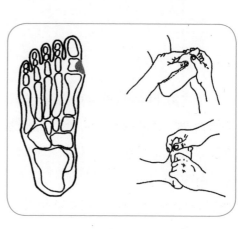

图 1-24

【主治】过敏、筋骨酸痛、痉挛(抽筋)、失眠、呕吐、恶心、副甲状腺机能低下症引起白内障疾病，低钙血症引起的手麻痹痉挛、指甲脆弱等。

【手法】以一手握脚，另一手食指、中指弯曲成钳状夹住被施术的脚拇趾，以食指第二关节指骨内侧固定于反射区位置，以拇指在其上加压，定点按压 3 ~ 4 次。

13 甲状腺

【取穴】双脚脚底第一趾骨与第二趾骨之间，成带状（图1-25）。

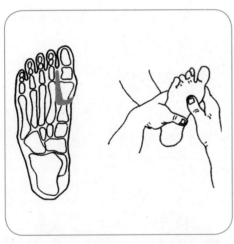

图 1-25

【主治】甲状腺机能亢进或不足、心悸、失眠、情绪不安、肥胖、慢性甲状腺炎、亚急性甲状腺炎、凸眼性甲状腺肿。

【手法】以拇指固定，食指弯曲呈镰刀状，以食指内侧缘施力，按摩

3 ~ 4 次。

14 眼

【取穴】双脚第二趾与第三趾中间跟部位置，右眼反射区在左脚上，左眼反身区在右脚上（图1-26）。

【主治】眼神经疾病、各种眼疾（结膜炎、角膜炎、近视、老花眼、远视、怕光、流泪、青光眼、白内障）、眼底出血。

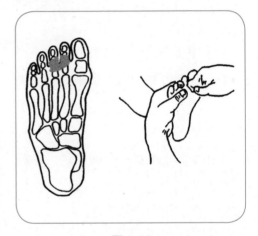

图 1-26

【手法】以一手持脚，另一手半握拳，食指弯曲，以食指第一指间关节顶点施力，在该反射区定点按压5 ~ 6 次。

15 耳

【取穴】双脚第四趾与第五趾骨中间根部位置，右耳反射区在左脚上，左耳反射区在右脚上（图1-27）。

【主治】各种耳病（耳疡、耳发

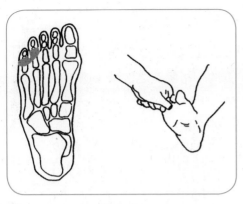

图 1-27

炎、耳鸣、耳下腺炎、重听）。

【手法】以一手持脚，另一手半握拳，食指弯曲，以食指第一指间关节顶点施力，在该反射区定点按压5～6次。

16 斜方肌（僧帽肌）

【取穴】双脚脚底在眼、耳反射区下方，自第一趾骨起至外侧反射区外呈带状，宽程约一指幅。右侧斜方肌在右脚反射区上，左侧斜方肌在左脚反射区上（图1-28）。

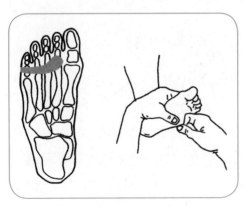

图 1-28

【主治】颈肩酸痛、手无力、手酸麻、睡眠不足引起之酸痛。

【手法】以一手持脚，另一手半握拳，以食指第一指间关节顶点施力，在该反射区由外侧（小趾一侧）向内侧（拇趾一侧）按摩4～5次。

17 肺及支气管

【取穴】双脚斜方肌反射区下方，自甲状腺反射区向外成带状到脚底外侧肩下方，约一指幅宽。右肺之反射区在右脚上，左肺之反射区在左脚上（图1-29）。

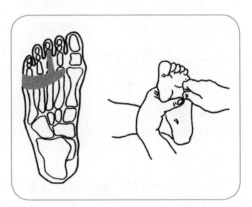

图 1-29

【主治】肺病、肺炎、支气管炎、肺结核、肺气肿、胸闷。

【手法】以一手持脚，另一手半握拳，食指弯曲，以食指第一指间关节顶点施力，自内侧（拇趾一侧）向外侧（小趾一侧）按摩4～5次。对支气管敏感带改用拇指指端施力按摩。

18 心脏

【取穴】左脚脚掌第四跖骨与第五跖骨间，在肺反射区下方处（图1-30）。

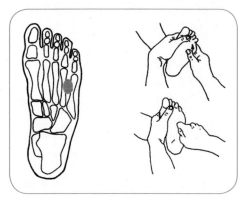

图 1-30

【主治】心脏痉挛、心绞痛、心力衰竭、心律不齐、心脏缺损，先天性或后天性心脏病，循环疾病、狭心病。

【手法】

轻手法：以拇指指腹自脚跟向脚趾方向推按。

中手法：以食指第二指节背面向脚趾方向推按。

重手法：以一手持脚，另一手半握拳，食指弯曲，以食指第一指间关节顶点施力，由脚跟向脚趾方向按摩3～4次。

施术时先用轻手法，如患者能承受，再用中手法，如患者无异状，再用重手法。

19 脾脏

【取穴】左脚脚掌心脏反射区下方约一指幅宽之区域（图1-31）。

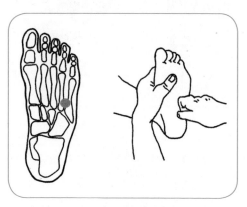

图 1-31

【主治】低色素性贫血、食欲不振、感冒、发炎、癌症等。

【手法】以一手持脚，另一手半握拳，食指弯曲，以食指第一指间关节顶点施力，定点按摩3～4次。

20 胃

【取穴】双脚掌第一趾骨与跖骨关节下方约一拇指幅宽（图1-32）。

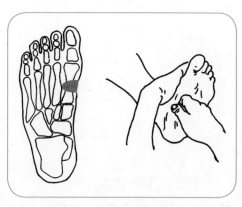

图 1-32

【主治】胃痛、胃胀、胃闷、胃酸、消化不良、急慢性胃炎、胃下垂。

【手法】以一手持脚，另一手半握拳，食指弯曲，以食指第一指间关节顶点施力，由脚趾向脚跟方向按摩3～4次。

21 胰 脏

【取穴】双脚脚掌胃反射区与十二指肠反射区交连处，有如扁豆状（图1-33）。

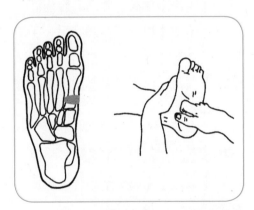

图1-33

【主治】糖尿病、新陈代谢等疾病、胰囊肿。

【手法】以一手持脚，另一手半握拳，食指弯曲，以食指第一指间关节顶点施力，由脚趾向脚跟方向按摩约3～4次。

22 十二指肠

【取穴】双脚脚掌第一趾骨与跖骨关节下方，胃反射区的下方（图

1-34）。

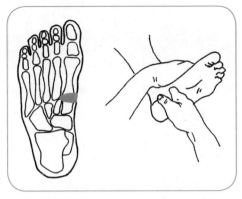

图1-34

【主治】腹部饱胀、消化不良、十二指肠溃疡。

【手法】以一手持脚，另一手半握拳，食指弯曲，以食指第一指间关节顶点施力，由脚趾向脚跟方向按摩3～4次。

23 小 肠

【取穴】双脚脚掌跖骨、楔骨部位至脚跟骨止凹入区域，为上行、横行、下行与直肠所包围（图1-35）。

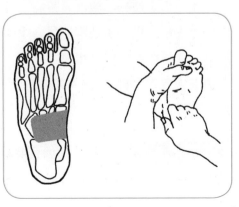

图1-35

25

【主治】胃肠气、腹泻、腹部闷痛、疲倦、紧张、急慢性肠炎。

【手法】以一手持脚，另一手半握拳，食指、中指弯曲，以食指和中指的第一指间关节顶点施力，由脚趾向脚跟方向按摩4～5次。

24 横结肠

【取穴】双脚脚掌中间，横越脚掌成一带状区域（图1-36）。

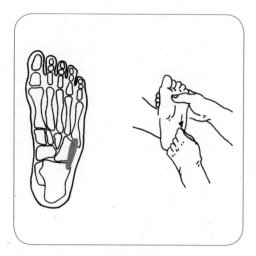

图 1-37

【主治】便秘、腹泻、腹痛。

【手法】以一手持脚，另一手半握拳，食指弯曲，以食指第一指间关节顶点施力，由脚趾向脚跟方向按摩3～4次。

26 乙状结肠及直肠

【取穴】左脚脚掌跟骨前缘成一横带状（图1-38）。

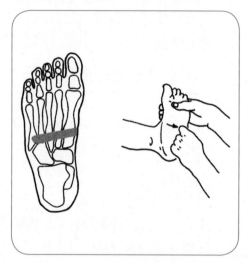

图 1-36

【主治】便秘、腹泻、腹痛。

【手法】以一手持脚，另一手半握拳，食指弯曲，以食指第一指间关节顶点施力。左脚由内侧向外侧按摩，右脚由外侧向内侧按摩3～4次。

25 降结肠

【取穴】左脚脚掌跟骨前缘外侧带状区域（图1-37）。

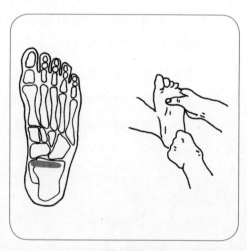

图 1-38

【主治】乙状结肠及直肠疾患，如乙状结肠及直肠炎症、息肉、便秘等。

【手法】以一手持脚，另一手半握拳，食指弯曲，以食指第一指间关节顶点施力，由外侧向内侧按摩 3 ~ 4 次。

27 肛 门

【取穴】左脚脚掌跟骨前缘乙状结肠及直肠反射区的末端（图 1-39）。

【主治】便秘、痔疮、瘘管等。

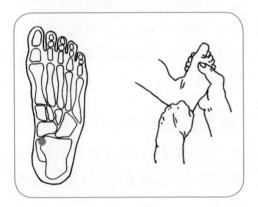

图 1-39

【手法】以一手持脚，另一手半握拳，食指弯曲，以食指第一指关节顶点施力，定点按摩约 3 ~ 4 次。

28 肝 脏

【取穴】右脚脚掌第四跖骨与第五跖骨之间，在肺反射区下方（图 1-40）。

【主治】肝病、肝硬化、肝功能不良、肝炎、肝斑、肝肿大、肝脏功能失调造成的营养不良症、易疲劳等。

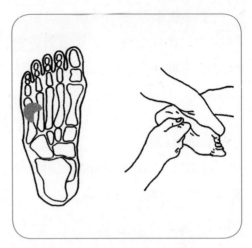

图 1-40

【手法】以一手持脚，另一手半握拳，食指弯曲，以食指第一关节顶点施力，向脚趾方向按摩 3 ~ 4 次。

29 胆 囊

【取穴】右脚脚掌第三跖骨与第四跖骨之间，在肺反射区下方，肝脏反射区内（图 1-41）。

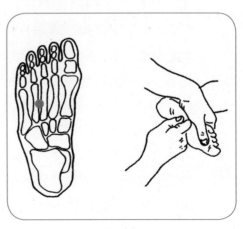

图 1-41

上篇　足部穴位知识与按摩方法

【主治】胆结石、黄疸病、消化不良、胆囊炎。

【手法】以一手持脚，另一手半握拳，食指弯曲，以食指第一指间关节顶点施力，定点向深部按压3～4次。

30 升结肠

【取穴】右脚脚掌小肠反射区外侧成一带状区域（图1-42）。

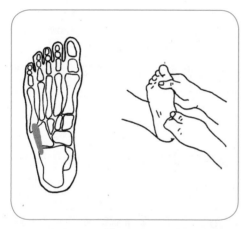

图1-42

【主治】便秘、腹泻、腹痛。

【手法】以一手持脚，另一手半握拳，食指弯曲，以食指第一指间关节顶点施力，由脚跟向脚趾方向按摩3～4次。

31 腹腔神经丛

【取穴】双脚脚掌中心，分布在肾脏反射区与胃反射区附近位置（图1-43）。

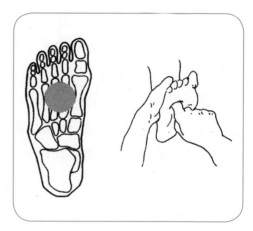

图1-43

【主治】神经性胃肠病症，如胀气、腹泻、气闷、烦恼等。

【手法】以一手持脚，另一手半握拳，食指弯曲，以食指第一指间关节顶点施力，由脚跟向脚趾方向挑刮5～6次。

32 生殖腺

【取穴】双脚脚掌跟骨正中央部位区域，另一位置在跟骨外侧区域（图1-44）。

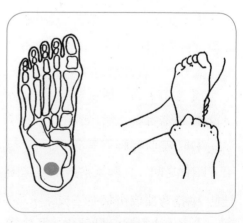

图1-44

【主治】性功能障碍、不孕症、促进发育、女性之月经前紧张、月经不调、血带、排卵时腹痛等。

【手法】以拇指固定，食指弯曲呈镰刀状，以食指内侧缘施力按摩3～4次；或以拇指指腹施力按摩3～4次。

足内侧的有效反射区

1 颈 椎

【取穴】双脚拇趾内侧与第二节趾骨约成45°区域（图1-45）。

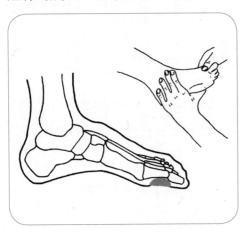

图 1-45

【主治】因生活或工作压力造成的颈项负荷过重、循环障碍紧张、颈项僵硬、颈项酸痛。

【手法】以一手握脚，另一手食指、中指弯曲成钳状夹住被施术的拇趾，以食指第二节指骨内侧固定于反射区位置，以拇指在其上加压，定点按压3～4次。

2 胸 椎

【取穴】双脚足弓内侧缘跖骨下方从跖趾关节直到楔骨关节止（图1-46）。

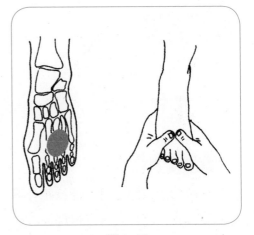

图 1-46

【主治】肩背酸痛、胸椎骨刺、椎间盘突出及其他胸椎疾患。

【手法】以一手握脚，另一手的拇指指腹施力，沿着足弓内侧缘从脚趾向脚跟随方向按摩3～4次。

3 腰 椎

【取穴】双脚足弓内侧缘楔骨至舟骨下方。前接胸椎反射区，下连骶骨反射区（图1-47）。

【主治】腰背酸痛、腰椎间盘突出、骨刺及腰椎其他疾患。

【手法】以一手握脚，另一手的

拇指指腹施力，沿足弓内侧缘从脚趾向脚跟方向按摩3~4次。

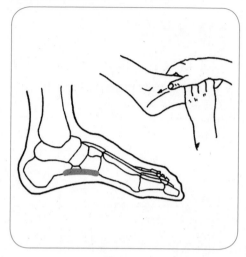

图1-47

4 骶骨

【取穴】双脚足弓内侧缘距骨下方到跟骨止，前接腰椎反射区，后连尾骨反射区（图1-48）。

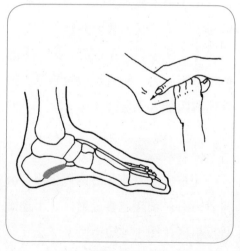

图1-48

【主治】骶骨骨刺、骶椎受伤、坐骨神经痛等。

【手法】以一手握脚，另一手拇指指腹施力，沿足弓内侧缘向脚跟方向按摩3~4次。

5 尾骨内侧

【取穴】双脚脚掌内侧，沿跟骨结节后方内侧成一带状区域（图1-49）。

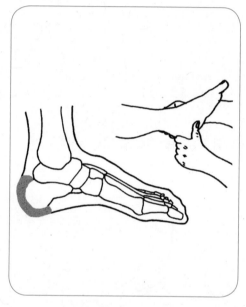

图1-49

【主治】坐骨神经痛、尾骨受伤后遗症。

【手法】一手握脚，另一手拇指固定在脚掌跟部，食指弯曲呈镰刀状，以食指内侧缘施力，沿脚后跟自上而下刮压至足跟内侧，在该处改以食指第一指间关节顶点施力，进行定点按压轻轻抬起，再沿着足跟内侧缘向脚趾方向按摩，共做3次。

6 前列腺或子宫

【取穴】脚跟骨内侧，踝骨后下方的三角形区域。前列腺或子宫的敏感点在三角形直角顶点附近，子宫颈的敏感点在三角形斜边的上段，尿道及阴道反射区尽头处（图1-50）。

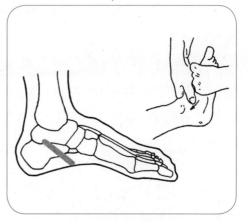

图 1-51

【主治】尿道发炎、阴道炎、尿路感染、排尿困难、尿频、尿失禁、遗尿等。

【手法】以一手握脚，另一手食指弯曲呈镰刀状，以食指内侧缘施力，自膀胱反射区斜向上刮压3～4次。

8 髋关节

【取穴】双脚内踝下缘及双脚外踝下缘，共4个位置（图1-52）。

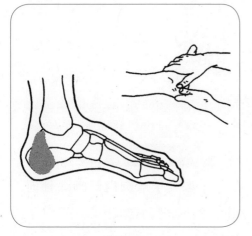

图 1-50

【主治】男性：前列腺炎、前列腺肥大、尿频、排尿困难、尿血、尿道疼痛。女性：子宫肌瘤、痛经、月经不调、子宫下垂及其他子宫疾患。

【手法】以拇指固定，食指弯曲呈镰刀状，以食指内侧缘施力刮压3～4次；或以拇指指腹施力按摩3～4次。

7 尿道及阴道

【取穴】双脚脚跟内侧，自膀胱反射区斜向上延伸到距骨与舟骨的间缝（图1-51）。

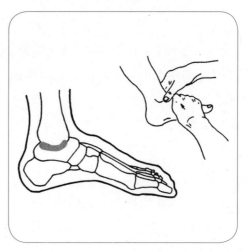

图 1-52

31

【主治】髋关节痛、坐骨神经痛、腰背痛等。

【手法】以一手握脚，另一手拇指指腹施力，分别着力于踝内、外踝下缘，由前向后推按 3 ～ 5 次。

9 直肠及肛门

【取穴】胫骨内侧后方，趾长屈肌腱间，从踝骨后方向上延伸四横指成一带状区域（图 1-53）。

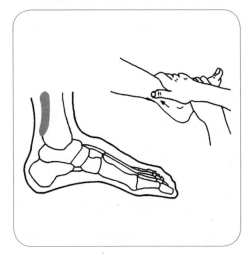

图 1-53

【主治】痔疮、便秘、直肠炎症等。

【手法】以一手握脚，另一手拇指指腹施力，自踝骨后方向上推按约 3 ～ 5 次。

10 腹股沟

【取穴】内踝尖上方两横指胫骨内侧凹陷处（图 1-54）。

【主治】生殖系统疾患、疝。

【手法】以一手握脚，另一手拇指指腹施力，定点按摩 3 ～ 4 次。

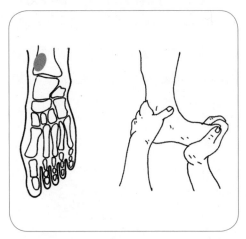

图 1-54

11 下身淋巴腺

【取穴】双脚内侧脚踝骨前，由距骨、舟骨间构成的凹陷部分（图 1-55）。

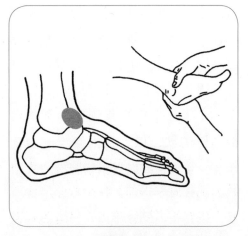

图 1-55

【主治】各种炎症、发烧、水肿、囊肿、肌瘤、蜂窝组织炎、增强免疫抗癌能力。

【手法】以一手持脚，另一手半握拳，食指弯曲，以食指第一指间关节顶点施力，定点按摩3～4次。

足外侧的常用穴

1 尾骨外侧

【取穴】双脚脚掌外侧，沿跟骨结节后方外侧成一带状区域（图1-56）。

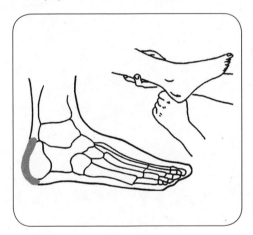

图 1-56

【主治】坐骨神经痛、尾骨受伤后遗症。

【手法】以一手持脚，另一手拇指固定在脚掌根部，食指弯曲呈镰刀状，以食指内侧缘施力，沿脚后跟自上而下刮压至足跟部外侧，在该处改以食指第一指间关节顶点施力，进行定点按压后轻轻抬起，再沿着足跟外侧缘向脚趾方向按压止于膝反射区，共做3次。

2 下腹部

【取穴】双脚腓骨外侧后方，自脚踝骨后方向上延伸四横指成一带状区域（图1-57）。

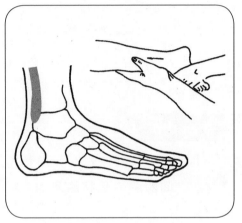

图 1-57

【主治】妇科疾患，如月经不规则、经期腹痛等。

【手法】以一手握脚，另一手拇指指腹施力，自踝骨后方向上推按3～5次。

3 膝

【取穴】双脚外侧第五跖骨与跟骨前缘所形成的凹陷处（图1-58）。

【主治】膝关节炎、膝关节痛等。

【手法】以一手握脚，另一手半握拳，食指弯曲，以食指第一指间关节顶点施力，环绕反射区的半月形周边按摩3～4次。

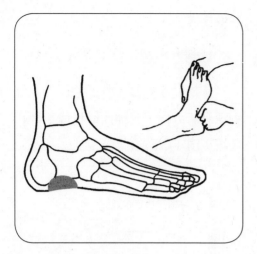

图 1-58

4 肘关节

【取穴】双脚外侧第五跖骨粗隆与骰骨间的关节凸起的两侧（图1-59）。

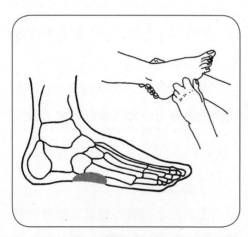

图 1-59

【主治】肘关节受伤、肘关节酸痛、肘关节炎。

【手法】以一手持脚，另一手半握拳，食指中指弯曲，以食指和中指第一指间关节顶点施力，或只

以食指第一指间关节顶点施力，按摩3～4次。

5 肩关节

【取穴】双脚脚掌外侧第五跖趾关节外（图1-60）。

【主治】肩周炎、手臂无力、肩酸痛、手麻等。

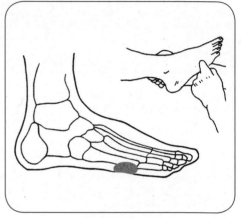

图 1-60

【手法】以一手持脚，另一手半握拳，食指弯曲，以食指第一指间关节顶点施力，在该反射区按摩3～4次。

6 内耳迷路

【取穴】双脚脚背第四跖骨和第五跖骨骨缝前端，止于第四、五距趾关节（图1-61）。

【主治】头晕、眼花、晕车、晕船、高血压、低血压、耳鸣、平衡障碍、昏迷等。

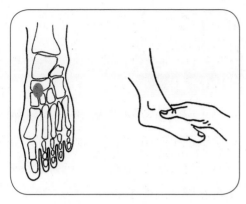

图 1-61

【手法】以拇指固定，以食指内侧缘施力，沿骨缝向脚中间方向按摩3～4次。

7 胸部和乳房

【取穴】双脚脚背第二、三、四趾骨所形成的区域（图1-62）。

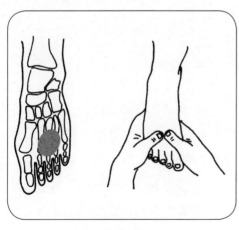

图 1-62

【主治】乳腺炎、乳腺增生、乳腺癌、食管疾患等。

【手法】以拇指指腹施力，由脚趾向脚背方向推按3～4次。

8 膈（横膈膜）

【取穴】双脚脚背跖骨、楔骨、骰骨关节处，横跨脚背形成一带状区域（图1-63）。

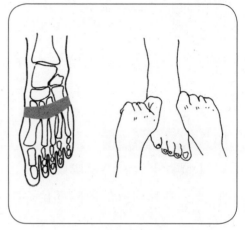

图 1-63

【主治】打嗝、腹胀、腹痛、恶心、呕吐、膈肌痉挛、横膈膜疝气等。

【手法】双手食指弯曲呈镰刀状，以两手食指内侧缘同时施力，自脚背中央向两侧刮按3～4次。

9 肋 骨

【取穴】内侧肋骨反射区位于双脚脚背第一楔骨与舟骨间。外侧肋骨反射区在骰骨、舟骨和距骨间（图1-64）。

【主治】肋骨的各种病变、胸闷、肋膜炎等。

【手法】以一手握脚，另一手的拇指指腹施力，定点按压3次。

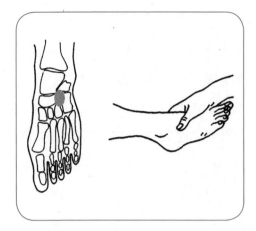

图 1-64

10 上身淋巴腺

【取穴】双脚外侧脚踝骨前，由距骨、舟骨构成的凹陷部位（图1-65）。

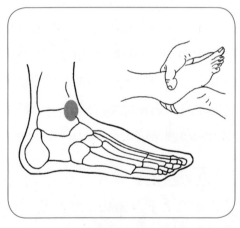

图 1-65

【主治】各种炎症、发烧、囊肿、肌瘤、蜂窝组织炎，增强免疫抗癌能力。

【手法】以一手持脚，另一手半握拳，食指弯曲，以食指第一指间关节顶点施力，定点按摩 3 ~ 4 次。

足背部的常用穴

1 鼻

【取穴】双脚拇趾肉球内侧延伸到拇趾趾甲的根部，第一趾间关节前。右鼻的反射区在左脚上，左鼻的反射区在右脚上（图1-66）。

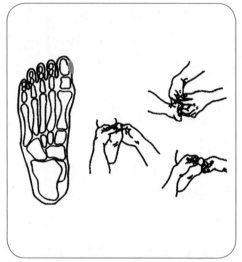

图 1-66

【主治】急慢性鼻炎、鼻出血、各种鼻病（过敏性鼻炎、鼻蓄脓、鼻窦炎、鼻塞等）。

【手法】以一手握脚，另一手的拇指指腹施力，定点按压 3 次。

2 颈 项

【取穴】双脚拇趾第二关节底部与脚趾内侧45°区域，靠第一关节下方（图1-67）。

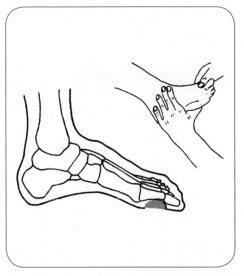

图 1-67

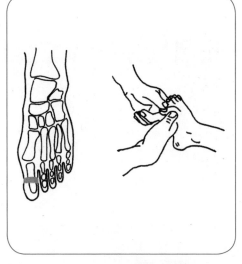

图 1-68

【主治】颈部酸痛、颈部僵硬、扭伤、拉伤、高血压、落枕、颈部循环障碍。

【手法】以一手握脚,另一手拇指指端施力,沿着拇趾根部,自足背至拇趾与第二趾间缝再至足底按摩3～4次(敏感点在足背拇趾部靠近第二趾侧)。

3　腹股沟

【取穴】内踝尖上方两横指胫骨内侧凹陷处(同图 1-54)。

【主治】生殖系统疾患、疝。

【手法】以一手握脚,另一手拇指腹施力,定点按摩3～4次。

4　上　颌

【取穴】双脚脚背拇趾趾间关节

横纹前方一条横带状区域(图1-68)。

【主治】牙痛、口腔发炎、牙周病、牙龈炎、味觉障碍、打鼾等。

【手法】以拇指指端施力,或以一手持脚,另一手半握拳,食指弯曲,以食指第一指间关节顶点施力,由内向外按摩3～4次。

5　下　颌

【取穴】双脚脚背拇趾趾间关节横纹后方成一条横带状区域(图1-69)。

【主治】牙痛、口腔发炎、牙周病、牙龈炎、味觉障碍、打鼾等。

【手法】以拇指指端施力,或以一手持脚,另一手半握拳,食指弯曲,以食指第一指间关节顶点施力,由内向外按摩3～4次。

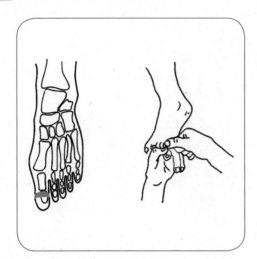

图 1-69

6 扁桃腺

【取穴】双脚脚背拇趾第二节上，肌腱的左右两边（图 1-70）。

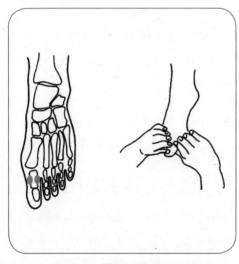

图 1-70

【主治】上呼吸道感染、扁桃体炎症（扁桃体肿胀、化脓、肥大等）。

【手法】以双手拇指指端同时施力，或以一手握脚，另一手食指第一指间关节顶点施力，或以一手握脚，另一手食指第一指间关节顶点施力，定点按摩 3～5 次。

7 喉、气管及食管

【取穴】双脚脚背第一、第二跖趾关节处（图 1-71）。

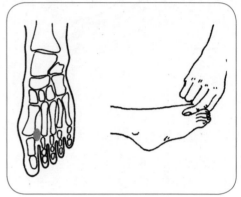

图 1-71

【主治】咽炎、喉痛、咳嗽、气喘、气管炎、上呼吸道感染、声音微弱、嘶哑、食管疾患、支气管疾患。

【手法】以拇指固定，以食指内侧缘施力，自关节处向趾间按摩 3～4 次。

8 胸部淋巴腺

【取穴】双脚脚背第一跖骨与第二跖骨间缝处（图1-72）。

【主治】各种炎症、发烧、囊肿、增强免疫抗癌能力。

【手法】以拇指固定，以食指内侧缘施力，沿骨缝向脚趾尖方向按摩 3～4次。

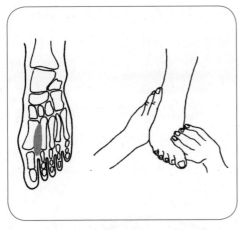

图 1-72

足底按摩的主要手法

9 内耳迷路（平衡器官）

【取穴】双脚脚背第四跖骨和第五跖骨骨缝前端，止于第四、五距趾关节（图1-73）。

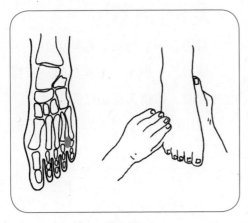

图 1-73

【主治】头晕、眼花、晕车、晕船、高血压、低血压、耳鸣、平衡障碍、昏迷等。

【手法】以拇指固定，以食指内侧缘施力，沿骨缝向脚中间方向按摩3～4次。

1 单食指扣拳法

着力点：食指第一指间关节处背面。

施力处：手腕、拳头。

适用反射区：斜方肌、肺、胃、十二指肠、胰腺、肝脏、胆囊、肾上腺、肾脏、输尿管、膀胱、腹腔神经丛、大肠、心脏、脾脏、生殖腺等。

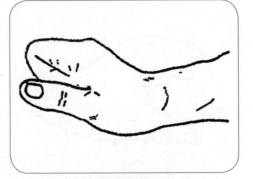

图 1-74 单食指扣拳法

2 拇指推掌法

着力点：拇指指腹。

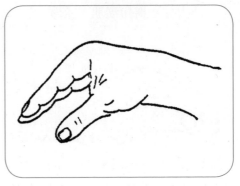

图 1-75 拇指推掌法

施力处：手腕、手掌。

适用反射区：心脏、肩胛骨、内外侧肋骨、前列腺、子宫、坐骨神经、直肠、肛门等。

3 扣指法

着力点：拇指指尖处。

施力处：拇短展肌、手掌。

适用反射区：小脑、三叉神经、鼻、颈项、扁桃体、上颚、下颚、甲状旁腺等。

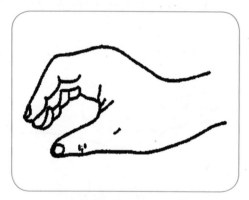

图 1-76 扣指法

4 捏指法

着力点：拇指指腹。

施力处：拇短展肌、手掌。

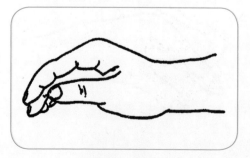

图 1-77 捏指法

适用反射区：髋关节、腹股沟、内侧肋骨、脊椎等。

5 双指钳法

着力点：食指第二指间关节内侧。

施力处：以拇指指腹辅助加压。

适用反射区：副甲状腺、颈椎等。

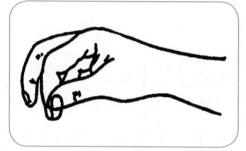

图 1-78 双指钳法

6 握足扣指法

着力点：食指第二指间关节。

施力处：握拳之手腕，另一手拇指为辅助，四指为握足之固定点。

适用反射区：肾上腺、肾脏、输尿管等。

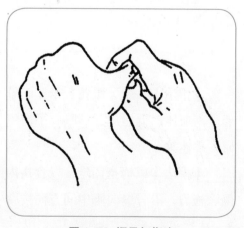

图 1-79 握足扣指法

7 单食指钩掌法

着力点：食指桡侧。

施力处：拇指固定，食指张开，其余三指作半握拳辅助手用力。

适用反射区：甲状腺、内耳迷路、胸部淋巴腺、喉头、气管、内尾骨、外尾骨、卵巢、睾丸等。

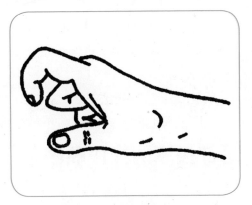

图 1-80 单食指钩掌法

8 拇食指扣拳法

着力点：食指第一指间关节处。

施力处：拇指固定，手腕用力。

适用反射区：上身淋巴腺、下身淋巴腺、横膈膜等。

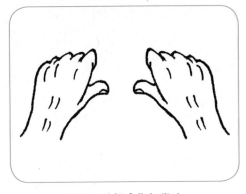

图 1-81 拇食指扣拳法

9 双掌握推法

着力点：拇指指腹。

施力处：手腕、手掌、前臂。

适用反射区：下腹部、尿道、直肠、内外侧坐骨神经等。

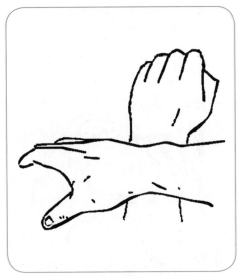

图 1-82 双掌握推法

10 双指拳法

着力点：中指、食指之凸出关节。

施力处：手腕、手掌及前臂。

适用反射区：小肠、结肠、直肠等。

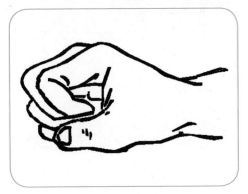

图 1-83 双指拳法

11 双拇指扣掌法

着力点：拇指重叠处之指腹。

施力处：手腕及其中一拇指指腹于其上。

适用反射区：子宫、前列腺、肩肘等。

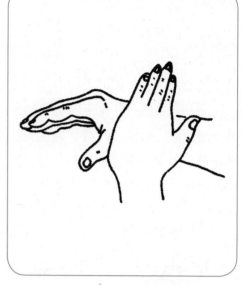

图1-83 双指拳法

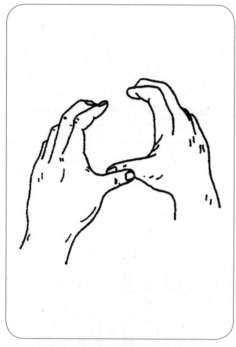

图1-83 双指拳法

12 推掌加压法

着力点：拇指指腹，余四指为其支点。

施力处：另一手掌施加压力以辅助用力。

适用反射区：胸椎、腰椎、骶椎及尾椎、内外侧坐骨神经、尿道等。

足部按摩的操作顺序

1 足部按摩的整体顺序

①泡脚→擦抹按摩膏→活动足部→检查心脏→基本反射区→一般反射区→基本反射区→放松疏理足部→结束。

②左脚→足底→足内侧→足外侧→足背→足底基本反射区→右脚→足底→足内侧→足外侧→足背→足底基本反射区。

2 足部按摩的基本顺序

①左脚足底：检查心脏→基本反射区（肾上腺→腹腔神经丛→肾脏→输尿管→膀胱→尿道）→大额窦→三

叉神经→小脑→颈项→颈椎→鼻子→大脑→脑垂体→食道→甲状旁腺→甲状腺→小额窦→五点六面→眼睛→耳朵→斜方肌→肺、支气管→心脏→脾→胃→胰→十二指肠→小肠→横结肠→降结肠→乙状结肠、直肠→肛门→性腺→失眠点。

②右脚足底：基本反射区（肾上腺→腹腔神经丛→肾脏→输尿管→膀胱→尿道）→大额窦→三叉神经→小脑→颈项→颈椎→鼻子→大脑→脑垂体→食道→甲状旁腺→甲状腺→小额窦→眼睛→耳朵（聪耳明目）→斜方肌→肺、支气管→肝脏→胆→胃→胰→十二指肠→小肠→盲肠→回盲瓣→升结肠→横结肠→肛门→性腺→失眠点。

③足内侧：颈椎→胸椎→腰椎→骶骨→内尾骨→前列腺、子宫→内肋骨→腹股沟→下身淋巴→髋关节→直肠、肛门→内侧坐骨神经。

④足外侧：肩关节→肘关节→膝关节→外尾骨→卵巢、睾丸→肩胛骨→外肋骨→上身淋巴→髋关节→放松下腹部→外侧坐骨神经。

⑤足背：上颌→下颌→扁桃体→喉、气管→胸部淋巴→内耳迷路→胸、乳房→内外肋骨→上、下身淋巴→解溪→基本反射区（肾上腺→腹腔神经

丛→肾脏→输尿管→膀胱→尿道）。

3 足部按摩的放松疏理

①活动踝关节。

②擦热足部。

③掌推小腿内外侧（足三阴、三阳经）。

④抱揉小腿。

⑤叩击小腿。

⑥点按足三里、三阴交、涌泉三穴。

⑦双掌指腹擦抹足的背部。

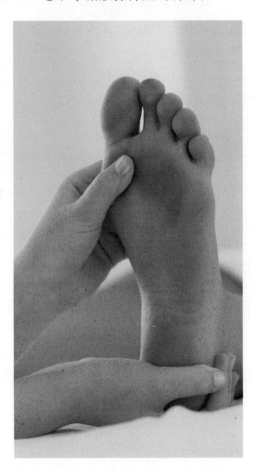

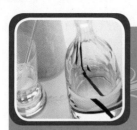

足部按摩
的相关问题

虽然足部按摩是一种很安全、无副作用的医疗保健方法，但也不是任何人、任何时候都可以做的。否则不仅达不到想要的效果，还会适得其反。

足部按摩的适应症

足疗是一种安全、简便、易学、有效、经济且无损伤的自然疗法。既可保健强身，又可防治疾病，但它也有一定的适应范围，主要适用有以下几方面的病症：

（1）足部按摩主要适用于功能性疾病的治疗，而对于器质性疾病可以起到辅助治疗的作用。

（2）内科疾病中的消化道功能紊乱、消化性溃疡、糖尿病、高血压病、失眠症等。

（3）外科疾病中的椎体骨质增生、软组织损伤、前列腺疾患等。

（4）妇科疾病中的月经失调、子宫肌瘤、更年期综合征等。

（5）神经官能症和各种神经痛。

（6）各种过敏性疾病，如过敏性哮喘、过敏性皮炎、鼻炎等。

（7）对某些目前医学上尚缺乏有效治疗方法的病症，可用足部按摩疗法调整机体功能，增强抗病能力。

足部按摩的禁忌症

足疗按摩可以调节人体机能，效果也比较显著。但仍有其局限性，并非所有病症都适合。比如，对于一些病情急迫、严重者，不可贻误急救时机，必须立即去医院救治。足疗在此时显然不宜使用，但可在康复期间使用，用作辅助治疗。

（1）各种严重出血性疾病。如脑溢血、子宫出血、消化道出血、咯血、内脏出血等。因为足疗按摩有促进血液循环的作用，以免导致局部组织出血或更大的出血。

（2）年龄过大、体质极虚弱、耐受力差者。如严重心脏病、高血压、精神病及脑、肺、肝、肾等器官功能严重障碍。

（3）妇女妊娠期、月经期，禁忌足部按摩，以免引起流产或出血过多，特别是与妇科相关的穴区，严禁暴力按压刺激。

（4）一些外科手术适应症者。如急性阑尾炎、腹膜炎、肠穿孔、骨折、关节脱位等。

（5）各种传染性疾病。如肝炎、结核、流脑、乙脑、伤寒及各种性病等。

（6）各种中毒。如煤气、药物、食物中毒，毒蛇、狂犬咬伤等。

（7）足部穴位及反射区有严重的皮肤溃烂、出血、传染性皮肤病，以及下肢静脉炎或有血栓者。

（8）空腹时禁忌足部穴位及反射区的按摩，一般在饭后1~2小时再开始按摩。

总之，足疗按摩有其适用性，也有一定的局限性，一定要权衡利弊，正确使用。

足部按摩的注意事项

要保持室内温度，冬天要注意足部暴露皮肤的保暖。操作完毕，足部暴露部分应用干毛巾进行包裹，尤其避免凉风直吹足部皮肤；夏天操作应避免用风扇直接吹足部暴露的皮肤。

受术者需在饭后半小时以后方可接受足疗。施术者用力以受术者感到足部反射区酸、麻、胀、痛（以受术者可忍耐为限）为度，不可用暴力。对于体质好、年轻、足部肌肉丰厚者，力度可稍强；对于体质弱、年老、足部肌肉薄而不结实者，力度应轻柔。

施术者应与受术者经常保持交流，或随时观察受术者的表情等变化，应随时告诉受术者可能出现的诸如酸、麻、胀、痛等反应属于正常现象，并随时根据受术者的反应调整手法力度、速度等，既要让受术者感到酸、麻、胀、痛等正常反应，又不致使手法太轻或过重，为正常状态。

少数受术者在接受刮痧按摩后，足部出现虫行感、发痒、冒冷气、冒热气等或出现疲倦等局部或全身感觉，均属于正常现象。

操作结束后（半小时内），让受术者饮用温开水或温矿泉水300~500毫升为宜。

施术者应在操作前后进行手部清洁与消毒，以防止病菌交叉感染。

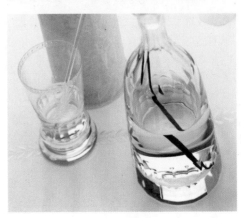

足部保健疗法

足部贴敷

足部贴敷包括足穴和对应区两部分。根据疾病的需要，把药物敷贴在足底某一位置，对相应的部位进行刺激，并通过神经反射来调整体内各器官的相互关系，使之得以协调。同时，通过渗透作用，药物成分直接进入机体，并起到治疗的目的。

贴敷方法所用的药物及配制，包括药物的选择和赋形剂的使用，可以自己独立操作。如果是用中草药的鲜品，只需将药弄碎压成糊状，即可贴敷于足对应区或穴上。若所用的药物是干品，需将其研成细粉末，而后加赋形剂，如酒、醋、水、姜汁、蛋清、蜂蜜等，调匀即可使用。

上述治疗方法在应用时应注意以下几点：

（1）皮肤过敏者，不能使用本法。

（2）足部皮肤有严重溃疡、糜烂及创伤者不能使用本法。

（3）急腹症、有手术指征者不能使用本法。

足部熏浴

足部熏浴保健包括足部熏蒸法和足部洗浴法，因它简便易行，疗效显著，无毒副作用，所以颇受大众的喜爱和推崇。

药物熏浴法能扩张血管，促进血液循环，增强组织代谢。同时药物也可通过皮肤吸收，从而起到治疗效果。

熏蒸法又称蒸汽疗法或称中药蒸汽浴，是使用药液蒸汽进行治疗的一种方法；洗浴法又称浸洗法，是用热水或药物水煎液，浸洗双足以达到保健目的的方法。熏蒸法与洗浴法可分别使用，也可配合运用，应视具体情况灵活运用。

使用熏蒸法时，将中草药煎剂倒入大小适宜的容器（约占1/2～1/3）内，将双足置于容器中，与药液保持一定的距离，以温热舒适为度，严防烫伤。上部盖上毛巾，防止热气外透而便于保温。每日1～2次，每次约30分钟。

洗浴时，温度以保持在40℃左右为宜，小心烫伤。药液稍冷时，应调换药液或加温后再使用。每日1～2次，每次约30分钟。

熏浴时，要注意保暖，避免遭受风寒。熏浴后要用干毛巾将双足擦干。患有恶性肿瘤、癫痫、急性炎症、心功能不全、慢性肺源性心脏病等患者禁用熏蒸法。

其他刺激疗法

1.香烟灸

点燃艾炷以温热透经的方法称为"灸"，它和针刺具有同样的疗效，只是适应的症状不同。

其实也可以用香烟代替艾炷，用线香也可。将其点燃后，用烟头靠近穴位，灸时要以穴位能感到温热为度（小心烫伤），太热时可稍移开一会儿。最好不要垂直对着穴位，以免落下的灰屑烫伤皮肤。

2.牙签或发夹刺激

以牙签或发夹代替针刺，比指压、按摩等刺激更强，效果也较快。刺激时，以能感到疼痛为佳，千万不要刺破皮肤，以免感染。

一根牙签集中用力，效果当然比较理想，但是太过尖锐，并且对认穴不够准确的人来说，命中率太低。因此，可用多根牙签为一束，缚牢后使用。需要强刺激时可用尖端，反之，用尾端即可。发夹的用法亦同。

此外，还可视情况用刷子、发梳、牙刷等物摩擦，或用吹风机吹热穴位，尤其适用于"功能区"等范围较大的地方。

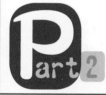

Part 2 中篇　常见病的足部健康疗法

　　"脚是人的第二心脏"，人的脏腑器官与足底穴位是一一对应的。足部穴位可以反映及治疗全身多种疾病，而通过对足部按摩可以调整人体生理机能，提高免疫系统功能，达到防病、治病、保健、强身的目的。在生活中，生病吃药似乎已成为一种思维定式，但事实上，有许多种疾病可以通过非药物疗法来治疗或作为辅助手段，效果也是非常显著的。

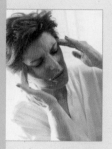
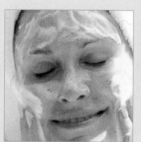
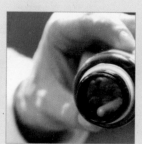
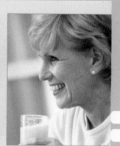

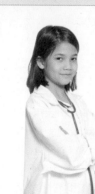
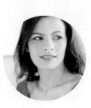
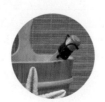
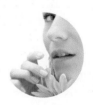

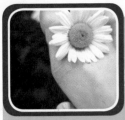

呼吸系统疾病

呼吸系统疾病常在季节变换、人体的抵抗力下降时病发。这时，如经常按摩足部，可促进血液循环，提高机体抵抗力，降低疾病发生率。

感 冒

感冒是一种较为常见的内科疾病。凡衣着过少、大汗湿身、疲劳过度、酒后当风等导致机体抵抗力低下时，都易导致感冒。

感冒为多种病毒或细菌所引起鼻、鼻咽或咽喉部的急性感染，通称为上呼吸道感染。起病较急，常出现喷嚏、鼻塞流涕、咽痛声嘶、咳嗽、恶寒发热、关节酸痛和周身不适等症状。感冒一般要经过5～7天才能痊愈。目前，西药对抗病毒尚未有特殊疗效，中草药对病毒有一定的抑制作

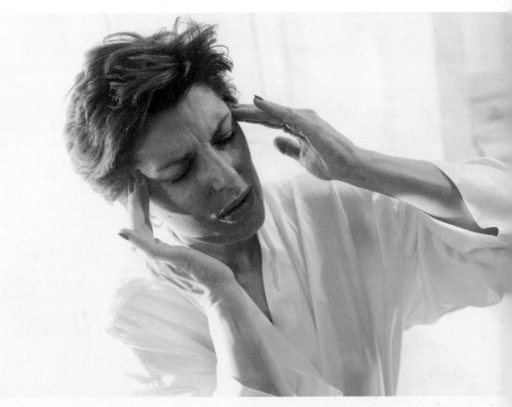

用。发病期间，在使用药物治疗的基础上，配合足部按摩，可在很大程度上减轻鼻塞、头痛等症状。

1 足部的穴位疗法

刺激昆仑、足通谷、然谷等穴位，可以缓解症状，促进康复（图2-1）。

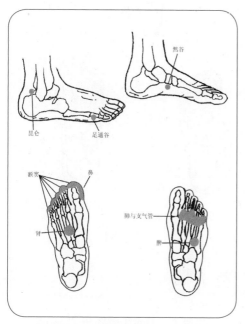

图 2-1

2 足部反射区疗法

按摩足部额窦、鼻、气管、喉、扁桃体、脾脏、肺与支气管、肾脏、胸部淋巴腺等反射区，并推擦足底心，有利于身体的康复（图2-1，2-2）。

另外，患病期间，忌食油腻食品，饮食宜清淡，多喝开水，这样有助于身体的康复。

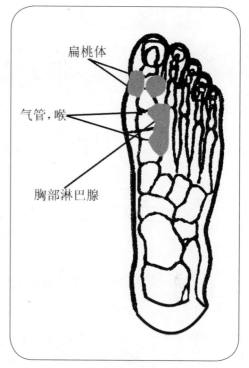

图 2-2

慢性支气管炎

慢性支气管炎是指气管、支气管黏膜及其周围组织的慢性非特异性炎症。临床上以咳嗽、咳痰或伴有喘息及反复发作的慢性过程为特征。病情如缓慢进展，常可并发阻塞性肺气肿、肺源性心脏病。

此病尤以老年人多见。其发病原因尚未完全清楚，一般认为与以下几个因素有关：吸烟、感染、理化因素、寒冷气候、过敏因素、呼吸道局部防御及免疫功能减低、自律神经功能失调。

1 足部的穴位疗法

刺激足窍阴、足通谷、涌泉、太溪等穴位，发热者加厉兑（图2-3）。

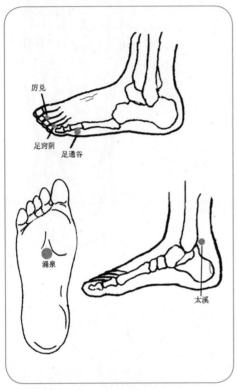

图 2-3

2 足部反射区疗法

对于这种慢性疾病，首先应提高机体免疫力，促进康复，并可起到预防的作用。另外，还应调节自律神经功能。因为呼吸道副交感神经反应性增高时，对正常人不起作用的微弱刺激，也可以引起支气管痉挛、分泌增多，而产生咳嗽、咳痰、气喘等症状。

因此，应重点按摩腹腔神经丛（调节交感神经功能）、淋巴腺（提高机体免疫功能）、肾（提高机体应激阀值）、肺与气管（缓解气管痉挛，减少分泌物产生）反射区（图2-4）。

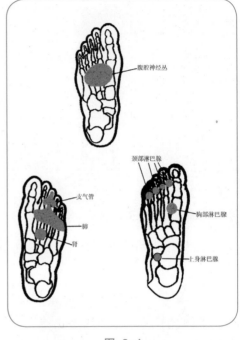

图 2-4

哮 喘

哮喘是一种以嗜酸性粒细胞、肥大细胞反应为主的气道变态性炎症和气道高反应性为特征的疾病，表现为反复发作性伴有哮鸣音的呼气性呼吸困难、胸闷或咳嗽，可自行或治疗后缓解。

哮喘发作的季节性和环境性较强，多在春秋冬季发病。发作前，往往有如鼻塞、流涕、打喷嚏，或咳嗽、胸闷等先兆，若不及时治疗，可出现气急、喉中哮鸣，且伴有咳嗽多痰、呼吸困难、不能平卧，严重者可出现口唇青紫、指甲紫绀。

哮喘是一种过敏反应，所以致病原因以来自先天的体质因素居多，而其诱因则多半来自外在环境。例如，空气中的扁虱、尘埃、花粉等，还有食物里的青花鱼、海鲜类、各种蛋类（包括鱼卵）等，都有可能引发哮喘。

哮喘治疗起来相当困难，所需的时间也较长，并且目前尚无特效疗法。穴道疗法可以改善体质，对哮喘有一定的治疗和预防作用。

1 足部的穴位疗法

按摩足部肺、支气管、上身淋巴腺、肾脏、脾脏、肾上腺反射区，能增强免疫力，有利于缓解症状，促进康复（图 2-5）。

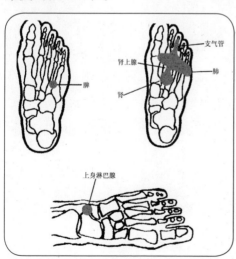

图 2-5

2 足部反射区疗法

刺激足临泣、昆仑、足通谷、隐白、然谷、涌泉、太溪等穴位，可缓解症状。

对于过敏性反应，以刺激能影响肾脏功能的肾经最为有效，所以"涌泉"、"太溪"是治疗该病的重要穴位。发作时应对上述诸穴进行刺激，也可使用香烟灸。

为了改善过敏性体质，平常应对这些穴位加以适当刺激，可用手指仔细地轮流压揉，能减少发作次数、降低发作时的痛苦。除此之外，脚部的保暖也非常重要（图 2-6）。

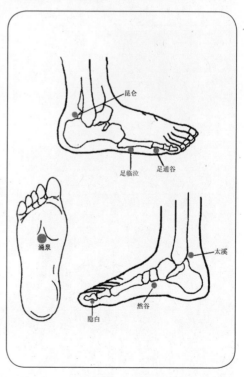

图 2-6

肺 气 肿

肺气肿是指终末细支气管远端部分，包括呼吸细支气管、肺泡管、肺泡囊和肺泡弹性减退，过度膨胀、充气和肺容积增大，或同时伴有气道壁破坏的病理状态。

本病的发病机理尚未完全清楚，大多分为以下几个原因：

（1）支气管的慢性炎症，使管腔狭窄，形成不完全阻塞。

（2）慢性炎症破坏小支气管壁软骨，失去支气管正常的支架作用。

（3）肺部慢性炎症使白细胞和巨噬细胞释放的蛋白分解酶增加，损害肺组织和肺泡壁，致使多个肺泡融合成肺大泡或气肿。

（4）肺泡壁的毛细血管受压，血液供应减少，肺组织营养障碍，也引起肺泡壁的弹性减退，易促成肺气肿的发生。

肺气肿患者有反复咳嗽、咳痰或

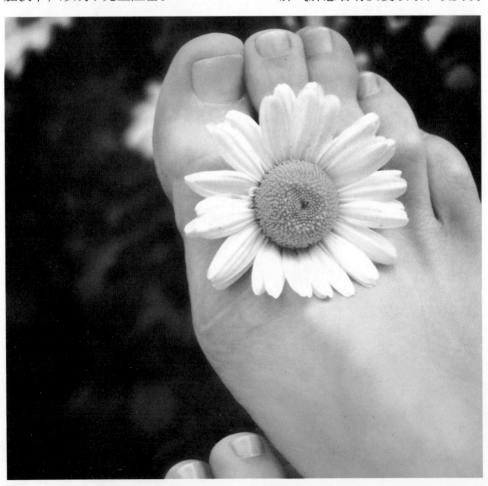

喘息的病史。疾病早期无明显不适，随病情发展可出现气短、气促、胸闷、疲乏无力、纳差，寒冷季节或呼吸道感染时，咳嗽、咳痰和气急就会加剧，并会出现发绀及肺动脉高压症，最后可导致呼吸衰竭和右心衰竭。

治疗足部按摩可缓解气喘、气憋等症状，但只适用于缓解期，发作期病人应送往医院，经治疗缓解后，可辅以足疗按摩。

施行足部按摩，应以上身淋巴腺、支气管、肺、肾上腺、肾、输尿管、膀胱、脾、胸部淋巴腺、胸及膈等反射区为重点。对反射区的刺激，以酸痛而能忍受为度（图2-7）。

另应加强锻炼身体，增强机体免疫力；注意气候变化，防止感冒；忌食生冷、辛辣之品。

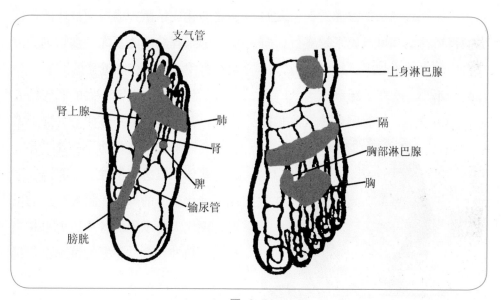

图 2-7

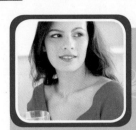

消化系统疾病

很多时候，人们对于胃痛、没食欲等消化系统疾病并不太重视。但消化系统疾病并不是小病，病变既可局限于消化系统，也可累及全身。

食欲不振

由于现代经济的快速发展，人们生活富裕，美食风气越来越盛行，而社会应酬也越来越多，面对佳肴，往往会一不小心吃坏了肠胃。

中医学说："思则伤脾。"意思

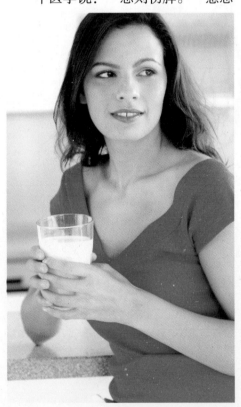

是说，因某事而长期的思虑而影响脾的功能。中医认为，脾主管消化水谷，使之变化成精微并输送到身体的各部位。如果脾的功能下降，食物则会停留在胃中，就失去了进食的欲望。

大体说来，食欲不振的原因约有两种：其一是因为身体疲劳，加上暴饮暴食而降低了消化功能；其二是压力、悲伤、愤怒等精神上的原因，造成了消化系统的障碍。随着社会的发展，现代人所承受的各种压力也越来越大，精神性食欲不振的情况也就越来越多了。

❶ 足部的穴位疗法

治疗食欲不振，应依其心理或生理上致病原因，选择不同的穴位加以刺激才有效。生理性的食欲不振，应选取胃经穴位，以"厉兑"与"足三里"效果最佳。若是精神方面因素引起的食欲不振，则以脚底中央部位的"心包区"最具疗效。不过，年过三十以后的人才适合灸治"足三里";青年人针刺尚可,不宜灸。至于小孩儿,最好不要刺激此穴,以免妨碍其成长。

若想快速消除腹胀等不适感时,可用发夹刺激,注意刺激不要太强,以免引起相反的效果。"心包区"则应以推或压揉的方式,使穴位附近感到暖和为止。用吹风机使这个部位温热,也可收到相同效果(图2-8,2-9)。

2 足部反射区疗法

可揉按胃、十二指肠、腹腔神经丛、脾、大脑反射区,以调整消化系统功能,增强食欲(图2-10)。

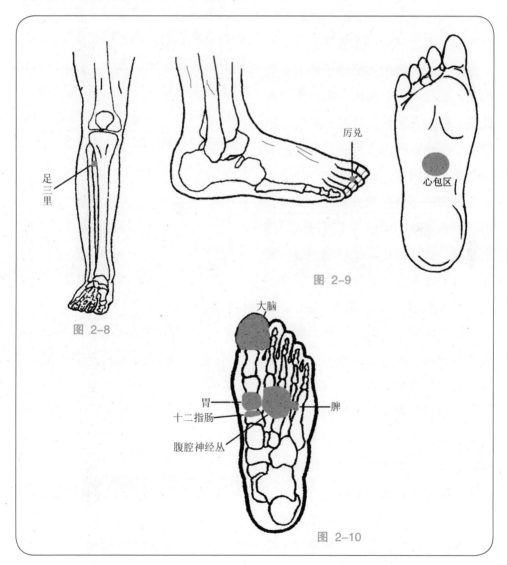

足三里

厉兑

心包区

图 2-9

图 2-8

大脑

胃
十二指肠
腹腔神经丛
脾

图 2-10

消化性溃疡

消化性溃疡主要是指发生在胃和十二指肠球部的慢性溃疡，其形成与胃酸和胃蛋白酶的消化作用有关，因此称为消化性溃疡。

消化性溃疡是一种常见的消化道疾病，呈世界性分布，据估计有10%的人患过此病。其发作有季节性，秋冬和冬春之交比夏季常见。

消化性溃疡的发病原因尚不完全明了，比较明确的病因是幽门螺杆菌感染、服用非甾体消炎药、胃酸分泌过多。其他致病因素有：遗传素质、应激和心理因素、抽烟等。

抽烟的不良作用并未完全了解，但已明确烟叶中的尼古丁可轻度损伤胃黏膜，长期抽烟会使壁细胞增生和胃酸分泌增多，加重溃疡病的病情。

消化性溃疡以上腹痛为主要症状，可为钝痛、灼痛、胀痛、剧痛，但也可以仅表现为饥饿样不适感。典型者有轻度或中等度剑突下持续性疼痛，可被制酸剂或进食缓解。部分病例无上述典型疼痛，仅表现为无规律性较含糊的上腹隐痛不适，伴腹胀、厌食、嗳气、泛酸等症状。

胃溃疡疼痛多在中上腹稍偏高处，或剑突下偏左处，常在餐后1小时内发生，经1～2小时后逐渐缓解，直至下餐进食后再出现上述节律。十二指肠溃疡的疼痛多在中上腹部，或脐上方偏高处，多在两餐之间发生，持续不减直至下餐进食或服制酸药后会得以缓解。

1 足部的穴位疗法

厉兑与足三里是治疗消化道溃疡的特效穴。因为两者都和胃部消化功能有着密切关系。另外，胃溃疡有相当多是由于精神压力造成的。所以，胃病也可以称作是一种情绪病，治疗时宜选用"第三厉兑"（图2-11）。

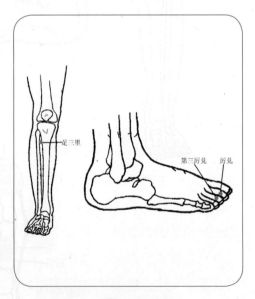

图 2-11

2 足部反射区疗法

可按摩胃、十二指肠、腹腔神经丛、脾脏、上身淋巴腺反射区。另外，选配反射区时，大脑反射区也是必要的，因它可以缓解情绪，更有利于疾病的康复。

不过，对于消化道溃疡最重要的防治法，还是要养成规则、平稳的日常生活饮食习惯（图2-12）。

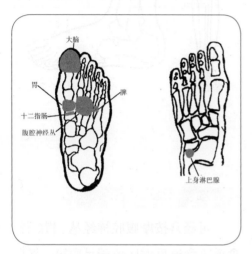

图 2-12

慢性胰腺炎

慢性胰腺炎是指胰腺细胞和胰管慢性进行性炎症、破坏和纤维化的病理过程，常伴有钙化、假性囊肿及胰岛细胞减少或萎缩。

慢性胰腺炎多见于40岁以上者，男性多于女性。病程常超出数年或十余年，表现为无症状期与症状轻重不等的发作期交替出现，其发作频率长短不一，也可无明显的症状而发展为胰功能不全的表现。

在病变早期，仅见上腹部不适、食欲不振、阵发性腹痛。腹痛多位于上腹正中或上腹偏左，可放射至背、两肋、前胸等处。腹痛多是因饮酒、饱食或高脂肪餐诱发。疼痛与体位变换有关，平卧时加重。前倾坐位或弯腰、侧卧卷腿时可减轻，常伴有发热。

治疗的方法为：按摩足部脾、肝、肾、胰、输尿管、膀胱、十二指肠、上下身淋巴腺等反射区，以酸痛而能忍受为度（图2-13）。

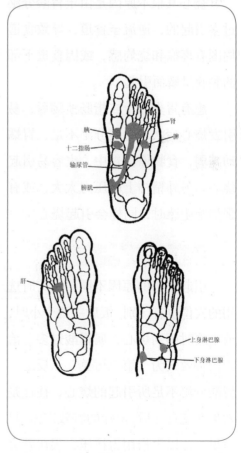

图 2-13

在治疗的同时，必须绝对戒酒、避免饱食和摄取高脂肪食物。尤其应注意的是，急性胰腺炎必须送往医院治疗，以免危及生命。

烧 心

有些患者在饭后立即有烧心的感觉，有的则在饭后二三小时，也有的是空腹时有此症状——胸口、上腹闷胀嘈杂，像被火烧，即"烧心"。

烧心其根本原因是由于胃酸分泌过多引起的，逆流至食道，导致食道周围有疼痛和烧灼感，或因食道下部的黏膜过敏而引起。

患有胃炎和十二指肠溃疡后，易引发烧心症状。胃酸分泌不足，胃蠕动减弱，食物停留胃中，也容易引起烧心。另外精神上的压力太大，或有强烈绝望感时，同样会引起烧心。

1 足部的穴位疗法

引起烧心的原因不同，治疗时选用的穴位也有区别。饭后一两个小时，或空腹时感到烧心，属胃酸过多，治疗的特效穴为"第三厉兑"。反之，胃酸分泌不足所引起的烧心，往往是发生在饱食之后，治疗的特效穴为"足三里"，以手指用力按压，很快就会

觉得舒畅（图2-14）。

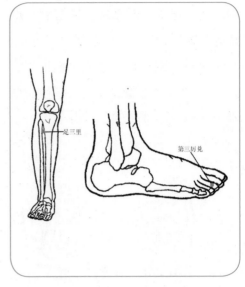
足三里
第三厉兑

图 2-14

2 足部反射区疗法

可经常按摩腹腔神经丛、胃、肾、食道（食道反射区位于足底第一跖趾关节处，呈带状区域）反射区，以增强机体自身的防御功能，调节胃酸的分泌。

恶 心

恶心是指有强烈想呕吐的感觉，这是因为呕吐中枢受到刺激而引发的。其原因有食物中毒、脑溢血、消化系统疾病、尿毒症、眼睛疲劳，压力过大等，既繁多又复杂。但通常以饮食过量和食物中毒较为多见。

如果怀疑是由食物中毒所引起

的，只须让患者嚼生黄豆，如果立刻吐出来，基本上能够排除食物中毒的可能。因食物中毒的人感觉不出生黄豆的腥味，而不至于当场呕吐。

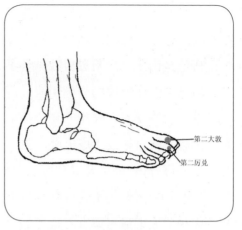

图 2-16

① 足部的穴位疗法

消化不良或来自各种压力所致的恶心、胃部不适，可选用"第二厉兑"作为治疗主穴。另外，"第二大敦"、"里内庭"与"足三里"也是消除恶心感的重要穴位。

如果是消化不良引起的恶心，可用发夹刺激"第二厉兑"。若为慢性肠胃病而欲呕吐时，以香烟灸为佳。孕妇特有的恶心呕吐，如果严重干扰正常饮食，则可用香烟灸"第二厉兑"（图 2-15，2-16）。

② 足部反射区疗法

经常按摩脾脏、胃、腹腔神经丛、肝脏、十二指肠反射区，可获得良效（图 2-17）。

爱心提醒：若是食物中毒，切不可阻止患者呕吐，应尽量设法让患者将胃内食物吐干净，并立即送往医院诊治。

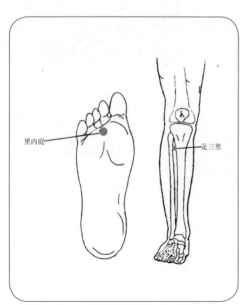

图 2-15

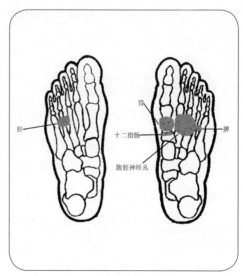

图 2-17

痔 疮

痔疮是由于肛门附近血液循环不良，静脉曲张而形成的静脉团块。痔疮患者用力排便时，腹压升高，使微血管破裂，从而导致痔疮出血。

痔疮可分内、外痔及混合痔三种，其中又以外痔患者占绝大多数。痔疮的形成与个人生活习惯有着很大的关系，如饮酒过量、嗜食辛辣食物、久坐缺乏运动、长期便秘或腹泻者就易引发痔疮。

症状轻者，休息后瘀血现象便会消失，即使略现红肿也不会妨碍生活和工作，因此很容易被患者忽略。如果常不予理会，以致症状逐渐加重，则会因每次排便引起流血而导致贫血，并会引发剧烈疼痛。所以，在发现时就应及时根治，以免承受不必要的病痛。

1 足部的穴位疗法

治疗痔疮的关键是促进血液循环。因此，"金门"和"足通谷"就是最重要的穴位，皆宜用灸法。治疗时以病侧为重点，另一侧为辅助（图2-18）。

2 足部反射区疗法

经常按摩肛门、直肠、骶骨、肾、

输尿管、膀胱、上下身淋巴腺反射区，能有效促进血液循环，对痔疮有较好的防治效果（图2-19）。

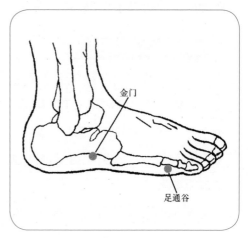

图 2-18

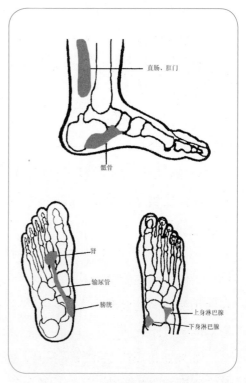

图 2-19

便 秘

便秘是指大便秘结不通，排便时间延长，或欲大便而艰涩不畅的一种病症。可引起腹部胀满，甚则腹痛、食欲不振、头晕头痛、睡眠不安。长期便秘还会引起痔疮、便血、肛裂等并发症。

便秘多是由于缺乏排便动力（如膈肌、腹肌等衰弱），肠道所受刺激不足（主要由于食物对大肠、直肠机械的或化学的刺激不足），肠黏膜应激能力减弱（各种肠黏膜的病变，如痢疾等）造成的。

在老年人便秘人群中，以因肠管紧张度低下，蠕动功能下降而产生的迟缓性便秘最多见。这种情况下的粪便粗而硬，排便需用大力气，这样就导致了痔疮出血。

痉挛性便秘在使用或增加缓泻药未必能使便秘得到明显改善，反而会引起腹部膨隆、腹痛，肠鸣音亢进。此时因肠管紧张度增强及痉挛性收缩，粪便小而硬呈兔粪状。所以，应在使用缓泻药的同时配合应用抑制肠管运动的抗胆碱药。

如果便秘经治疗效果不明显，而且有逐渐加重的趋势，应去医院检查。在没有器质性病变的情况下，采用足部按摩法可收到较好的疗效。

1 足部的穴位疗法

与便秘形成最为密切的当属脾经、胃经和膀胱经，而最重要的治疗穴位便是位于脚趾端这三条经络的终、始点。其中，"隐白"、"厉兑"、"至阴"是很重要的穴位。此外，内踝直上三横指的"三阴交"为治疗便秘的特效穴（图2-20）。

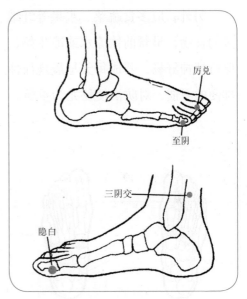

图 2-20

一般轻症，只要用手指揉、压穴位，症状便可缓解。若是几天不排便的习惯性便秘，则用香烟灸，必定能有所改善。不过，施行穴道刺激宜在早餐前（约上午6～8时之间）。因在这段时间里，大肠的蠕动最为活泼，产生的效果更为显著。

另外，早餐后若有如厕的习惯，可将脚先抬起，再放下，反复几次后，再以手指刺激穴位，这样可收到事半功倍的效果。

2 足部反射区疗法

按摩直肠、肛门、升结肠、横结肠、降结肠反射区，可取得满意的效果。若结合脚踏鹅卵石的踏石保健法，防治便秘的效果会更佳（图2-21）。

另外，应多食蔬菜、水果等纤维多的食物，早餐前饮凉水或凉牛奶，保持精神舒畅，养成每天早晨规律性排便的习惯，对防治便秘尤为重要。

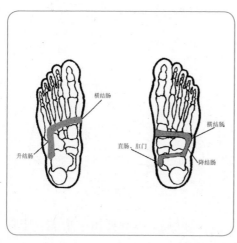

图 2-21

腹 泻

腹泻是指排便次数增多，泻下粪便稀薄如水，为其主要症状，夏秋两季多见。包括急慢性肠炎、肠结核、胃肠神经功能紊乱、结肠炎等，多由细菌感染和胃肠功能障碍所致。

1 足部的穴位疗法

位于小趾外侧的至阴穴，对于腹泻有较好的效用，应加强对至阴穴的揉按（图2-22）。

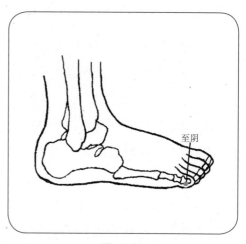

图 2-22

2 足部反射区疗法

腹泻者应经常揉搓胃和十二指肠反射区，这样可以调整胃肠功能。另外，脾脏、肝脏、肛门、升结肠、横结肠、降结肠、泌尿系统反射区也很重要，但不要按摩直肠反射区（图2-23）。

需要注意的是，如果是细菌性或因疾病所致的腹泻，则须尽快就医。找不出原因的生理性、神经性、慢性的腹泻等，使用足部按摩治疗则能产生效果。

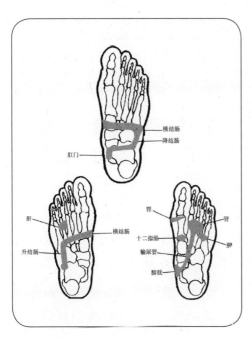

图 2-23

横结肠
降结肠
肛门
肝
横结肠
升结肠
胃
肾
十二指肠
脾
输尿管
膀胱

肝　病

　　肝脏是人体中最强壮的脏器，它的主要功能除了对营养物质进行处理和蓄积等重要作用外，还有分解体内毒素、体外侵入的毒素和代谢废物等功效。肝脏是捍卫健康的重要防线，

　　一旦受到伤害，就会产生重大病变，并对其他脏器产生极大的影响。

　　肝病虽然有脂肪肝、肝硬化、肝癌等许多种，但最令现代人感到头痛的则是各类肝炎。肝炎不但死亡率高，而且传染速度和范围都非常惊人，让人防不胜防。

　　一般来说，肝炎可分为急、慢性肝炎两大类。症状除类似感冒的发烧、

食欲不振外，都有容易疲劳、倦怠感等症状。治疗到目前为止，西医尚未发现治疗肝病的特效药，因此无法完全控制病情。而利用足部按摩疗法，如果有耐心，并注意饮食起居，效果会十分明显。

1 足部的穴位疗法

　　无论肝炎或其他肝病，都以始自拇趾侧的肝经上的穴位为治疗重点，其中以"太冲"为主。除太冲外，"行间"、"大敦"，都是对肝脏有重大作用的特效穴。操作时，可用发夹或牙签刺激穴位，肝硬化和酗酒引起的肝炎则用香烟或艾炷灸（2-24）。

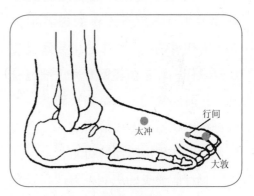

太冲
行间
大敦

图 2-24

2 足部反射区疗法

　　在进行足部反射区按摩时，除了肝脏、胆囊反射区外，淋巴腺、十二指肠反射区也很重要。肝脏不佳者，按压这些部位会有疼痛感觉。另外，施行足部按摩治疗时，不要忘了泌尿

系统。经过足部按摩刺激后，尿的颜色和气味会变浓，这是好转前的预兆，不必担心（图2-25）。

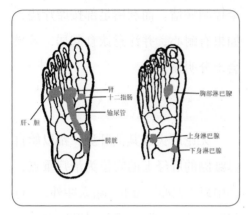

图 2-25

慢性胆囊炎

慢性胆囊炎常因胆囊结石的存在而发生，在反复发作的患者中约70%有胆囊结石。由于感染导致炎症反复发作，轻者胆囊壁有炎性细胞浸润，重者胆囊的正常结构被破坏，以致纤维组织增生，瘢痕形成，完全丧失了浓缩和排出胆汁的功能。

慢性胆囊炎的患病率男性高于女性，尤其多见于中年和肥胖者。临床症状常不典型，可持续多年无症状，但大多数病人既往有胆绞痛病史，主要表现为反复发作性上腹部疼痛，常发生于晚上和饱餐后，呈持续性，伴有厌油腻食、腹胀、嗳气等消化道症状，有时出现右侧肋部和腰背隐痛。

1 足部的穴位疗法

揉按足部行间、太冲、足临泣、足窍阴等穴位（图2-26）。

2 足部反射区疗法

按摩肝、胆、腹腔神经丛、肾、输尿管、膀胱、胃、十二指肠、各淋巴腺反射区。胆囊反射区和肝脏反射区是按摩的重点，胃肠和肾脏反射区也是相关的反射区带。

另外，患者饮食应清淡，避免油腻厚味的食品，以免诱发胆囊炎（图2-27）。

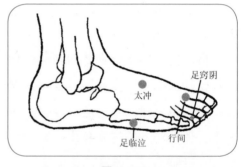

图 2-26

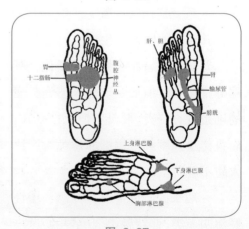

图 2-27

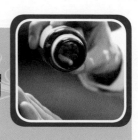

人的双足离心脏较远，血液循环差。但是如果常按摩双足，可促进下肢和全身血液循环，同时又能大大减轻心脏负担，有效治疗心血管疾病。

循环系统疾病

心 脏 病

心脏病是包括心肌病、冠状动脉型心脏病、心瓣膜病变及心律失常等病症的总称，致病的原因以动脉硬化居多，而高脂血症、抽烟、精神因素、生活不规律等，都是心脏病发作的诱因。

一般的心脏病最常见的症状，有呼吸不畅、心悸等，发生心肌缺血时，会出现心脏被牵扯般疼痛的感觉，严重者可危及生命。足部按摩疗法，对这类疾患有较好的预防保健作用。

1 足部的穴位疗法

在足部穴位中，和心脏关系最密切的是"泉生足"与"第二泉生足"。除此之外，脚背的"京骨"，也是治疗时不可或缺的穴位。操作时，均以指压刺激法最为适合（图2-28）。

在急性心脏悸动的治疗上，还可指压手掌上的劳宫穴（握拳时，中指

指尖对应的部位），及手腕和手肘间正中央处的郄门穴，效果较为明显（图2-29）。

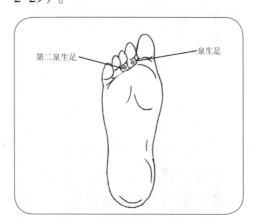

第二泉生足　　　　泉生足

图 2-28

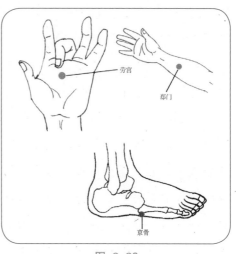

劳宫

郄门

京骨

图 2-29

65

2 足部反射区疗法

按摩肾、输尿管、膀胱、肾上腺、心脏、脾、肝脏反射区。

治疗期间，应注意休息，劳逸结合；避免辛辣刺激性或油炸食品，限制食盐的过量摄入，忌烟酒。

爱心提醒：心脏疾病的反射区治疗务必接受医生指导，而且症状严重者开始时需慎重实施，以免导致不良后果（图2-30）。

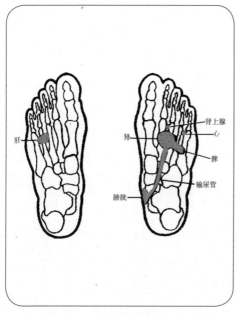

图 2-30

高血压

高血压是一种以动脉血压增高为主的临床综合征，凡收缩压 ≥ 140 毫米汞柱，或（和）舒张压 ≥ 90 毫米汞柱，即可诊断为高血压病。

高血压是最常见的心血管疾病，患病率高，多发生于中年以上的人群。早期无明显症状，随着病情的发展，可出现头晕头痛、耳鸣眼花、心悸失眠、记忆力减退，最终可引起严重的心、脑、肾并发症，是脑卒中、冠心病的主要因素。

动脉压随年龄增长而升高，同时心血管病死亡率和危险性也随着血压水平的升高而逐渐增加。发病原因不明确的称为原发性高血压，这类患者占高血压病的90%以上。少数患者的高血压是某些疾病的一种表现，称为继发性高血压。一般来说，肥胖、营养不均衡或摄取盐分过多等是形成高血压的重要诱因。由于高血压的治疗需要长期用药，况且降压药都有一定的副作用，这些因素都让患者感到十分苦恼。对于轻度高血压患者而言，足部按摩疗法安全可靠，效果也较为明显。治疗血压的调节是一个非常复杂的过程，主要取决于心排血量和外周阻力。心排血量本身受各种因素的影响，如细胞外液容量、心率、心肌收缩力等；总外周阻力也受诸多因素的影响，如交感神经系统、副交感神经系统等。为了不让血压升高，就必须使血液循环畅通，这是取得治疗效果的关键所在。

1 足部的穴位疗法

足被称为"第二心脏"，是高血压的重要治疗区域。其中，效果最显著的就是"涌泉穴"与"第二泉生足"。拇趾根部外侧、靠近趾缝的"降压点"，更是名副其实的降压特效穴（图2-31）。

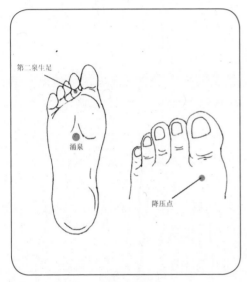

图 2-31

治疗时，涌泉穴可用叩拍法；第二泉生足宜用拇指压揉；至于降压点，则可使用香烟灸法，效果均极为显著。此外，反复弯曲、伸直脚趾，也是便捷、有效的降压方法。

2 足部反射区疗法

治疗时，刺激肾脏、肾上腺、输尿管、膀胱、大脑、内耳迷路、心脏反射区，其中以肾上腺的影响最大。

按摩开始时泌尿系统的反射区需施行稍长时间的按摩（图2-32）。

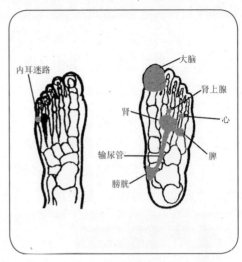

图 2-32

低 血 压

低血压是指一般成年人收缩压低于90毫米汞柱，舒张压低于60毫米汞柱者。大部分低血压多是由于生理病变、自律神经失调或遗传等因素，导致内分泌系统功能失调（如脑垂体前叶功能低下、肾上腺功能不全等）所致。

有人认为低血压的人比较长寿，事实上，他们的确不必担心许多危及生命的可怕病变。但是放任不管，一样会有不少的症状出现。保持血压正常，才是健康人该有的状态。

和高血压患者比起来，低血压患者有相当一部分人没有症状，不过是早上特别爱赖床，上班经常迟到，所以很少有人会把低血压当作"疾病"去看待。

较严重的低血压会出现头痛、耳鸣、贫血、怕冷等症状，其中又以女性居多，常伴有月经不调、情绪不稳定等现象，体质也以虚弱者居多。此时必须进行治疗，特别是体位变动，如突然起立时，出现眼前发黑、头晕欲倒等现象，则更应引起注意。

1 足部的穴位疗法

足底是人体的第二心脏，与维持人体血液循环的关系密切。"足心"对升压效果具有卓效。此外，"心包区"（脚掌中分线的中央）以及第三趾内侧甲根下角的"足47"，也具有升压效果。

每天拍打脚底的"足心"和"心包区"，也可以用香烟灸，有利于调整血压。"足47"可压揉、按摩，或用香烟灸法，均可获得升压效果。治疗时，应以压痛感较重的一边作为重点（图2-33，2-34）。

2 足部反射区疗法

按摩刺激肾脏、输尿管、膀胱、内耳迷路、肾上腺、大脑、脾、心脏反射区。其关键在于有耐性地持续进

行下去（图2-35）。

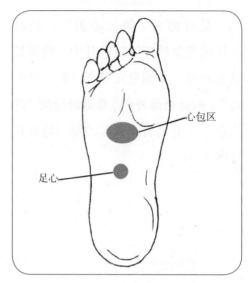

图 2-33

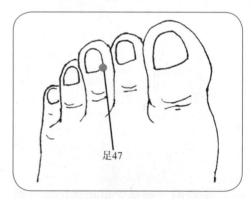

图 2-34

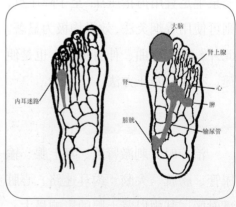

图 2-35

另外，调整生活质量，充分摄取蛋白质、维生素类等；讲究生活规律，每天持续适度适量的运动，改善体质。

脑 溢 血

脑溢血是由于高血压、动脉硬化等病变引起的脑血管破裂，致使血液浸入脑组织中，破坏脑机能，属于中风病变较为严重的一种。

现代人大多数营养过剩，且缺乏运动，导致血管病变的机率增加，所

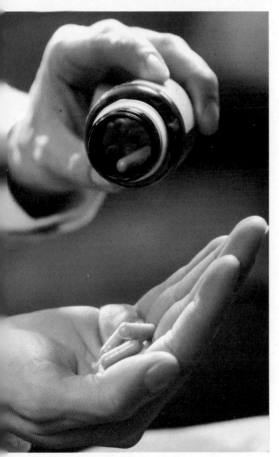

以脑溢血的发病率相当高，曾高居十大死因之首。好在近来健康常识逐渐普及，对盐分摄取量有所减少，脑溢血发病率也有所降低。

脑溢血只要稍有延误，便会有致命的危险。即使运气好保住了命，也是半身不遂，或语言障碍等后遗症，这需要较长时间的恢复。

诱发脑溢血直接原因是动脉硬化。另外，高血压、高胆固醇血症、抽烟等，也是其重要的原因之一。因此，对于高血压患者来说，应尽量避免各种诱因，降低发病率。

1 足部的穴位疗法

"足窍阴"与"大敦"是预防脑溢血发作的特效穴。可每天压揉上述穴位，至产生温热感为止。若伴有头痛者，可用牙签束刺激"大敦"与"足窍阴"（图2-36）。

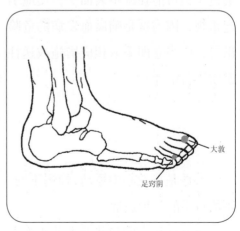

大敦

足窍阴

图 2-36

② 足部反射区疗法

经常按摩心、肾、输尿管、膀胱、肝、脾、肾上腺反射区，可以降低脑溢血的发病率（图 2-37）。

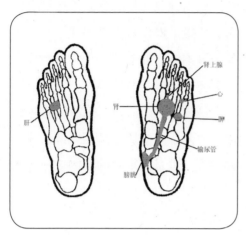

肾上腺
心
脾
肾
输尿管
膀胱
肝

图 2-37

脑溢血一旦发作，任何举措都已经迟了。因此，事先应当采用有效的疗法来防止它的发作。

爱心提醒：如果高血压患者发现拇趾和第四趾上有一些斑点、条纹等痕迹（也可能在趾甲表面），便应引起重视，因为这是脑溢血发病的危险讯号，应当立即采取相应措施或送往医院进行治疗。

心　悸

心悸是自觉心中悸动，惊惕不安，不能自主的一种病症。

正常成年人安静状态下的心率在每分钟 60 ~ 100 次范围以内，当超出这一范围则属于心律失常。如心跳次数不规则，忽快忽慢则导致心悸。

心悸多在运动或情绪激动的情况下出现，患者感到心脏跳动剧烈，呼吸也随之困难。

人的心跳速度和心理状态有着密切的关联。因此，心悸有些是病理性的，也有相当一部分是由自律神经失调或心理因素所引起的。但是，如果经常出现心悸症状，应到医院做一次彻底的检查，以排除病理性因素所致。

① 足部的穴位疗法

足是人体第二心脏，因此，足穴在心悸治疗中占有一席之地。足部的

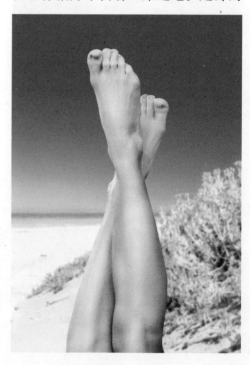

"心包区"和"泉生足"与心脏有着密切的关联。由于"大敦"与脑部关系密切，故而对心悸的治疗亦有着影响（图2-38）。

果心跳剧烈、呼吸不畅，可用香烟灸大敦。

2 足部反射区疗法

按摩心、肾、输尿管、膀胱、肾上腺、胸部反射区，对心脏病的预防和恢复有很大帮助，同时对心肌梗塞病人的康复也有显著疗效。另外，对心脏反射区的刺激应柔和些（图2-39）。

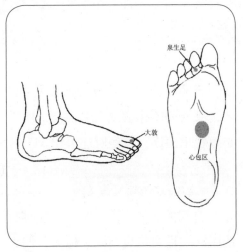

图 2-38

由于这些部位都很敏感，所以施治时必须要有耐心，对于上述各穴位的刺激应适度，刺激过强会引起反效果。可用拇指仔细按摩，若效果不佳，再改用牙签或发夹针端轻度按压。如

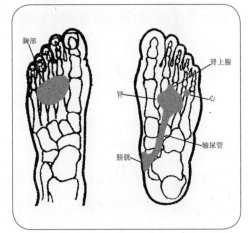

图 2-39

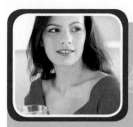

神经系统疾病

现代人由于工作生活压力大，精神常处于紧张高亢的状态，从而引发失眠、健忘、焦虑等症。这时，最好的缓解办法就是静下心来做一做足部按摩。

头 痛

头痛是一种常见的自觉症候，多见于各种疾病，如感染性发热性疾病、高血压、颅内病变、血管神经性头痛、一氧化碳中毒、酒精中毒等。除了生理病变外，神经衰弱、疲劳、生活或工作压力过重，都会导致不同程度的头痛。

此外，女性在月经期间或接近更年期时，由于血液循环受阻，很容易引起头痛。很特别的是，穿的鞋子太小也会引起头痛，而年轻女性穿高跟鞋引起头痛者更不少见。近年来，换鞋子来治疗头痛的例证，在外国已是屡见不鲜了。

由于头痛的病因多样，其临床表现也有所不同，如神经性头痛，部位在头顶或不固定，伴有记忆力减退、失眠等；血管性头痛，常位于一侧，呈搏动性，多发生于女性，可由过敏、月经来潮等诱发，晨间发病为多。总之，头痛的临床表现较为复杂，所以必须找出原因，以便对症治疗。

1 足部的穴位疗法

引起头痛的原因不同，治疗时所选用的穴道自然也不同。比如，偏头痛可选择足窍阴加以刺激；感冒发烧所引起的头痛，可选用至阴，它是消除这类症状的特效穴。

此外，五官都在面部，若有病变时，便会引起头痛，例如过敏性鼻炎、中耳炎等。如由耳朵病变引起的，可刺激小趾内侧甲根附近的内至阴；如有鼻病引起的头痛，则可刺激隐白。几乎所有治疗头痛的特效穴位都在脚趾上的甲根附近。

进行穴位刺激时，两边都要兼顾。比如偏头痛，左边痛以左脚穴位为治疗重点，右边为辅。至于刺激的强度，则视头痛程度而定（图2-40）。

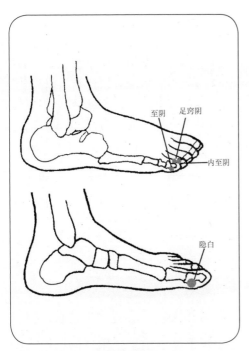

图 2-40

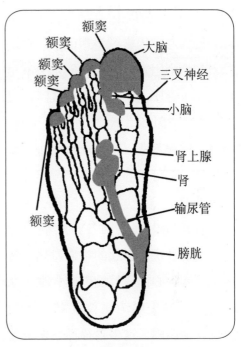

图 2-41

 足部反射区疗法

　　找出头痛的原因后，刺激相应的反射区即可。不过，大脑与小脑反射区对所有的头痛症皆有效。另外，三叉神经、肾上腺、额窦反射区也很重要。

　　高血压等引起的血管性头痛，降低血压很重要，特别是需揉搓小脑反射区。因肌肉紧张所引起的头痛（因工作等产生的头疲劳），应仔细揉搓肾上腺、肾脏、输尿管、膀胱四个反射区。因眼睛疲劳所引起的头痛，则揉搓第二、第三趾的脚底较为有效（图2-41）。

失　眠

　　失眠是一种睡眠障碍，主要表现为夜间不易入睡，或睡眠程度不深，或时睡时醒、多梦，醒后难以再入睡，甚至整夜不能成寐。常伴有头晕、头痛、记忆力减退、食欲不振、精神疲乏等症状。

　　失眠的机制是大脑皮质兴奋和抑制失调，高级神经活动的正常规律遭到破坏。当大脑皮质内抑制强度减弱，或兴奋过程转化为抑制过程的能力不足，即使到了睡眠时间，也不能很好地发挥抑制作用，造成难以入眠的状态、容易觉醒等现象。

造成失眠的原因有很多，大致可以归纳为心理因素、生理因素、环境因素和病理因素四大类。偶尔失眠也可发生于健康人，比如白天或睡前过度兴奋，或因环境不好，太冷、太热、噪音、床被不适，或睡前饮咖啡、浓茶等等，都可能会引起失眠，但多是暂时性的。

病理性失眠是因各种疾病引起的。如各种疾病引起的疼痛发热、咳喘、瘙痒、心悸等都能引起失眠。在临床上，以失眠为主要症状，无明显的其他诱因，这多是神经衰弱引起的。近年来由于生活节奏加快，精神压力加大等心理因素造成的失眠人越来越多。采用足部按摩对心理因素和神经衰弱造成的失眠就有较好的治疗效果。

1 足部的穴位疗法

"失眠"（位于脚掌后方，脚跟和内踝、外踝踝尖连线的交叉点上）和"安眠4"（位于内踝上缘直上六横指处）是治疗失眠的特效穴。此外，"水泉"也是治疗失眠的重要穴位。

经常按摩上述穴位，或是就寝前用吹风机对"水泉"、"安眠4"两穴予以温热刺激，或用香烟或艾炷灸，可以取得很好的安眠作用（图2-42）。

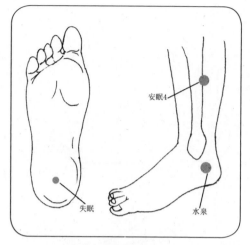

图 2-42

2 足部反射区疗法

刺激大脑、心脏、生殖腺、脾、肾脏反射区。由于生殖器的反射区皮肤较厚，因此应加大刺激力度。另外，两脚趾的回转可放松心情，促使睡眠。再者，因脚冷而难以入睡者，睡觉前先用温水洗脚，促进足部血液循环，有助于入睡（图2-43）。

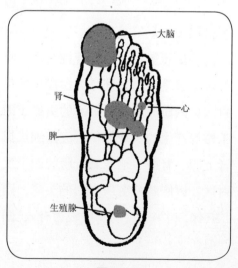

图 2-43

焦　虑

焦虑症，可以是持续性，亦可呈发作性，属一种神经症状，以原因不明、无固定对象的焦虑、紧张不安为主要表现，注意力不集中，容易激怒，严重者似有大祸临头之感，同时伴有心悸、出汗、躯体不适等症状。

现代人生活压力太大，患焦虑症的人也越来越多。早上上班高峰时间容易遇上堵车，满街的噪音、废气，心里又记挂着工作、家人、同事之间的种种问题……还没到办公室，身心已经开始疲惫了。

精神压力过多，长期处于疲劳、紧张的状态中，容易导致肠胃机能衰弱和各种神经官能症。尤其是经常使人变得焦躁、缺乏耐性，人际关系与工作都无法顺利开展，并形成恶性循环。如果不彻底消除的话，便会永久的被困扰着。

置身于这种环境当中，学会放松自己的心情很重要。另外，借助足部按摩治疗，也是一种很有效的做法。

1 足部的穴位疗法

中医认为"肝主怒"，因此，消除烦躁、焦虑，应当从肝经着手。肝经上的"行间"是消除焦虑的最有效

的穴位。另外，"心包区"也不可忽略。施行足部疗法时，用手指刺激这些穴位即可。另外，对脚底施行冷敷，也能够使情绪稳定下来（图2-44）。

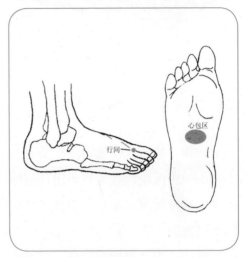

图 2-44

2 足部反射区疗法

按摩肾、输尿管、膀胱、心、肝、脾、大脑、腹腔神经丛反射区，其中心、大脑和腹腔神经丛反射区是重点按摩部位（图2-45，2-46）。

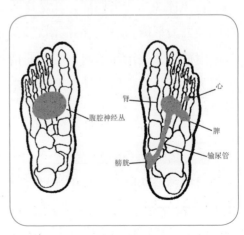

图 2-45

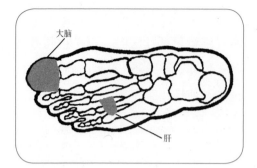

图 2-46

自律神经功能紊乱

焦躁、疲倦、手脚冰冷、头重、失眠……去医院检查也查不出任何原因来，这种情况多半是自律神经功能失调所致。

既然称为"自律"神经，很显然就不受人们意识的支配。其功能包括调节内分泌及脏腑机能、心血管收缩与扩张等。它由交感神经和副交感神经所构成，这两种神经功能相互影响，以调节机体的平衡。

自律神经功能失调症，就是这两种神经失去平衡，造成功能混淆之谓。多半因荷尔蒙失调而引起，后天的精神压力、生活不规律和饮食失调则是它发病的诱因。

◀1▶ 足部的穴位疗法

自律神经功能失调属于神经官能症的一种，因此，与心有密切关联的"心包区"是其特效穴位。对心包区

的刺激，以指腹慢慢按摩或用香烟灸较为合适。此外，还需对拇趾、第二趾和第三趾压揉（图 2-47）。

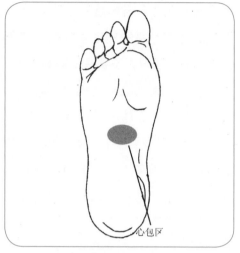

图 2-47

◀2▶ 足部反射区疗法

仔细按摩肾、输尿管、膀胱、垂体、肝、胆、大脑反射区，其中大脑和肾脏反射区是重点。大脑反射区有稳定情绪作用。而有人认为，自律神经功能失调症主要是由于肾亏所致，所以需重点刺激揉压肾脏的反射区，以消除肾亏现象，使自律神经功能恢复正常（图 2-48）。

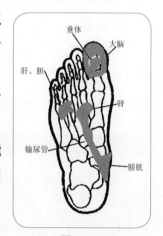

图 2-48

自律神经失调症其发生原因有多种，一部分与过度紧张有很大的关系，另外，食酸性食物（肉食）过多、运动不足等也会影响自律神经失调。因此，改变以肉食为主的生活和进行适量适度的运动是很有必要的。

面神经炎

面神经炎俗称"吊线风"，属中医学"面瘫"的范畴，是一种急性发作的单侧面神经周围性麻痹。常出现于清晨洗脸漱口时，部分人发病前有同侧耳内、乳突区、面部疼痛，但很少引起注意。

面神经炎患者病侧面部表情肌运动丧失，额纹消失，眼裂增大，鼻唇沟消失，口角下垂，口歪向健侧，病侧不能做皱眉、瞪闭眼、露齿、吹哨、鼓腮等动作，上下眼睑不能闭合，患侧耳后、耳内、下颌周围轻度疼痛及压痛。治疗面神经炎大多采用中西医结合治疗，针灸按摩对面部神经的功能恢复具有显著疗效。

1 足部的穴位疗法

重点按摩足部厉兑、行间、太冲等穴位（图2-49）。

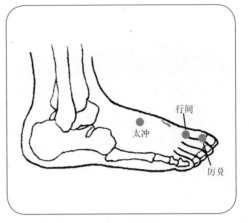

图 2-49

2 足部反射区疗法

重点按摩三叉神经、大脑、膀胱、输尿管、肾脏、颈部淋巴结、眼、小脑反射区（图2-50）。

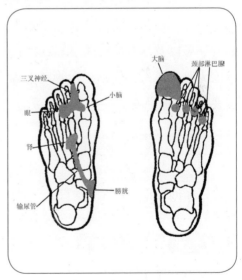

图 2-50

另外，面部神经炎患者要保持精神愉快，避免精神紧张，坚持适当的休息和良好的睡眠，夜间尽量避免受风寒。

三叉神经痛

三叉神经痛多发生在 40 岁以上的中年或老年人，其特点是三叉神经分布区域内出现阵发性、短暂性的剧烈疼痛，数秒或数分钟后缓解，连续数小时或数天内反复发作。疼痛常因触及面部的某一点而诱发，病人不敢洗脸、漱口、进食。疼痛呈阵发性闪电式剧痛，痛如刀割、针刺、火灼，可伴有病侧面部肌肉抽搐、流泪、流涕、流涎等现象。

三叉神经痛可分为原发性和继发性两种，女性患者多见。发生原因尚不清楚，一般认为原发性者与受寒、病毒感染以及齿病等有关；继发性者，可能为肿瘤压迫、炎症、血管畸形等病变直接刺激所致。

1 足部的穴位疗法

重点按摩或灸厉兑、行间、太溪等穴位（图 2-51）。

2 足部反射区疗法

重点按摩三叉神经、大脑、肾脏、输尿管、膀胱、肾上腺、颈部淋巴腺反射区（图 2-52）。

另外，三叉神经痛病程长，很少有完全根治的，常会反复发作，西医常用药物为止痛剂，严重时行手术治疗。因此，要做好预防，平时应保持精神愉快，胸怀开阔，避免精神紧张；有规律地饮食起居；保持室内空气清新，避免不良环境影响；要保证有充足的睡眠。

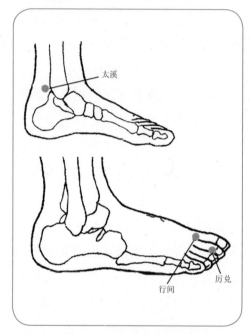

图 2-51

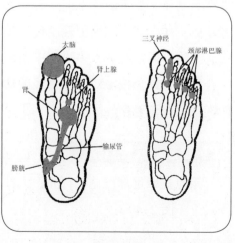

图 2-52

坐骨神经痛

坐骨神经是全身最大的神经，它上起腰骶部、下至足背。坐骨神经痛是指坐骨神经通路及其分布区的疼痛，是一种症状而非病理性改变。

坐骨神经痛可分为原发性坐骨神经痛和继发性坐骨神经痛两种，原发性坐骨神经痛（坐骨神经炎）多与风湿、感染、受寒有关；继发性坐骨神经痛占绝大多数，是由于坐骨神经干为神经通路的邻近组织病变产生机械性压迫或粘连所引起的，如椎间盘突出、肿瘤、结核性感染等。按其受损的部位，又可分为根性坐骨神经痛和干性坐骨神经痛。

坐骨神经痛常发病于中青年人，多为一侧臀部、大腿后侧、小腿后或外侧及足部发生烧灼样或针刺样疼痛，疼痛呈阵发性或持续性，活动时加重。

原发性坐骨神经痛，呈急性或亚急性发作，沿坐骨神经通路上有放射痛和明显的压痛点，起病数日后最为剧烈，经数周或数月后便慢慢缓解，常因感受寒湿而诱发。

继发性坐骨神经痛，有原发病可查，咳嗽、喷嚏、排便会使疼痛加重，腰椎旁有压痛及叩击痛，腰部活动障碍，活动时下肢有放射痛。

1 足部的穴位疗法

可揉按昆仑、仆参、申脉、金门、束骨等穴位，也可采用灸法（图2-53）。

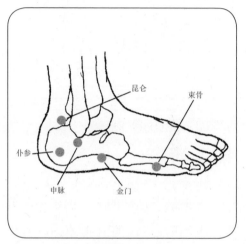

图 2-53

2 足部反射区疗法

按摩肾、输尿管、膀胱、肾上腺、脊柱、内外侧坐骨神经、膝关节、尾骨、内外侧髋关节反射区。

推拿按摩对治疗坐骨神经痛有明显的效果，可沿坐骨神经走向自下向上轻柔地按摩，以疏通经络，活血化瘀，防止肌肉萎缩。然后用略重的手法进行按压和摩擦，至皮肤发红为止，不可过于用力，以有舒服感为度。另外，如右腿痛，可将右脚放在左膝上，右手托脚跟，左手扳脚尖，头转向右侧用力扳，可止痛（图2-54）。

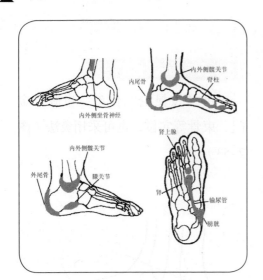

图 2-54

抽　筋

平时缺乏运动的人，偶尔在白天进行激烈的运动，晚上睡着后，有时会因小腿突然产生收缩般的感觉而痛醒,这种现象就是我们常说的"抽筋"。

体质虚弱的女性，在寒冷的冬夜常会受到抽筋的困扰。抽筋的瞬间相当痛苦，不过等抽痛过去后，便无大碍，不至对生活、健康产生太大影响。若不幸在游泳而又四下无人时发生，就相当危险了。所以，平时应多注意防治。

小腿抽筋是腓肠肌受到突然强烈运动的刺激，或长时间的疲劳所引起的，所以运动前的热身运动，以及运动后的放松活动或按摩都是不可忽略的防治措施。

中医认为"肝主筋"，所以常抽筋的人大多是肝、胆机能异常（亢奋或不足）所致。治疗时以胆经"足窍阴"最具效果，但膝下小腿外侧的"阳陵泉"，也不可忽视，因为针灸学上有"筋会阳陵"的说法。治疗时，可用牙签束刺激两边穴位，但以病侧穴道为主。

另外，脚背的"足临泣"（属于胆经）也可当作治疗的辅助用穴。若运动前将此处揉搓至发热，可预防抽筋（图 2-55）。

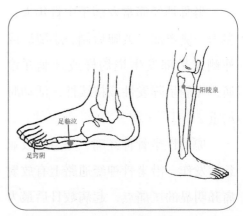

图 2-55

泌尿系统是排泄器官，而通过足部按摩可以帮助其排除体内毒素。如能常年坚持，还有助于治疗遗尿、尿失禁等泌尿生殖系统疾病。

泌尿生殖系统疾病

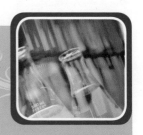

肾 脏 病

肾脏病中最多见的是肾炎，即肾小球的炎症所引起的疾病，其主要症状为血尿、水肿、血压上升、有倦怠感等。

肾脏的生理功能主要是把停留在血液中的废物和有害物质从尿液中排出，以净化血液。当肾脏机能减弱后，废物便会在血液中停留，并随血液到处流动，侵入大脑，便进一步刺激脑细胞，引起头痛；到达皮肤，则成为肿物和皮肤病的病因之一，严重的影响着机体的健康。

当机体出现原因不明的浮肿、疲乏、腰痛等，理应怀疑到肾脏的损害。由于肾脏是非常能忍耐的器官，若非其情况相当恶劣，一般是很难发现其症状的。

在治疗时，可采用足部反射区疗法：仔细揉按肾脏、输尿管、膀胱、肾上腺、上下身淋巴腺反射区。起初会感到疼痛，因此刺激强度要适度，

逐渐增长按摩时间。治疗后会出现尿量增加、气味加重、颜色变化等情形，这是好转时暂时性的反应（图 2-56）。

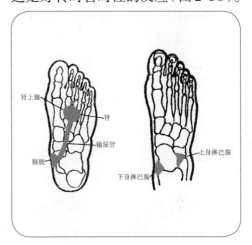

图 2-56

遗 尿

遗尿，是指 3 周岁以上的小儿在睡眠中不知不觉地将小便尿在床上。3 周岁以下的婴幼儿，由于智力发育尚不完善，排尿的习惯还未养成，或贪玩少睡、精神过度疲劳，均能引起暂时性遗尿，这都属于正常现象。

遗尿一般分器质性和功能性两

81

类。器质性遗尿多见于神经系统疾病，如隐性脊柱裂、腰椎损伤、癫痫等，以及泌尿系统疾病，如后尿道瓣膜、输尿管开口异常及泌尿系感染等；功能性遗尿，多由于精神过度紧张，体力过度疲劳（白天贪玩，夜间睡眠过熟），缺乏随意排尿功能的训练，以及家族遗传因素等原因所致。

1 足部的穴位疗法

揉按或灸太冲、行间、水泉、太溪等穴位（图2-57）。

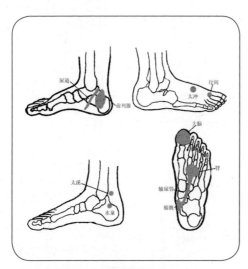

图 2-57

2 足部反射区疗法

按摩肾脏、输尿管、膀胱、尿道、前列腺、大脑反射区。另外，按摩小趾，刺激脚底也很有效。因为，脚底有通往脑垂体、延髓、肾上腺之重要经穴，轻轻加以按摩刺激，可促进神经系统的发育（图2-57）。

尿失禁

主要分为真性、压力性、急迫性、充溢性尿失禁四种类型。

真性尿失禁：指尿液连续从膀胱中流出，膀胱呈空虚状态。

压力性尿失禁：多见于中年人、肥胖者，当腹压增加时，尿液不随意地流出。

充溢性尿失禁：指膀胱功能完全失去代偿，膀胱过度充盈而造成尿不断溢出。

急迫性尿失禁：严重的尿频尿急而膀胱不受意识控制而发生排空。

1 足部的穴位疗法

按摩或灸涌泉、足临泣、太溪、太冲等穴位（图2-58）。

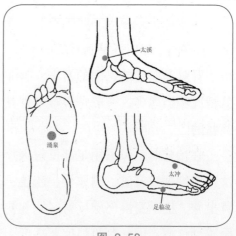

图 2-58

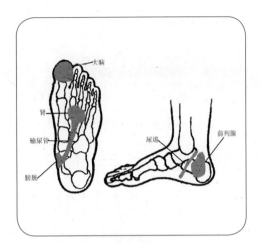

图 2-59

抗炎治疗的同时，可进行足部按摩，以提高疗效。

1 足部的穴位疗法

揉按至阴、涌泉、水泉、大敦、行间、太冲等穴，可配合灸法（图2-60）。

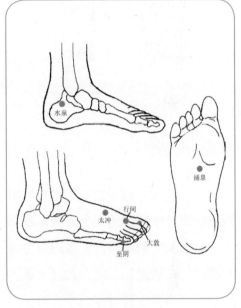

图 2-60

2 足部反射区疗法

按摩肾、膀胱、输尿管、前列腺、尿道、大脑反射区（图2-59）。

前列腺疾病（泌尿系统疾病）

前列腺疾病是男性中老年人的多发病，最为常见的是前列腺肥大、前列腺炎。

前列腺肥大的发病率随着男性年龄的增长而增加，尤以老年多见，其主要表现为排尿困难，夜尿增多，排尿不尽，尿流变细，甚至排不出尿液而出现尿潴留。同时可伴有腰酸腰痛、四肢无力等症状。

前列腺炎分为急、慢性两种。急性前列腺炎应及时进行抗炎治疗，并卧床休息；慢性前列腺炎在

2 足部反射区疗法

按摩肾上腺、肾、输尿管、膀胱、下身淋巴腺、前列腺、腰椎、尿道等反射区，也可用香烟灸以上反射区，均可收到明显疗效。

取效后，排尿次数减少，但每次排尿量会有所增加，此时患者会有倦怠感，这种现象会随病情进一步好转而消失，不必过分担心（图2-61）。

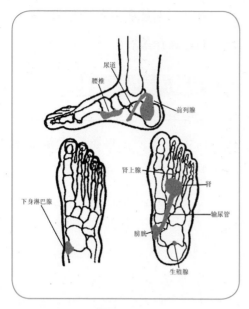

图 2-61

子宫脱垂

子宫脱垂是指子宫从正常位置沿阴道下降，子宫颈达到坐骨棘水平以下，甚至脱出阴道口外。多因为分娩时难产、产程过长、用力太过，或产后调养不当及生育过多，使支持子宫的韧带及肌肉松弛所致。

子宫脱垂的临床表现随病变严重程度而异，轻者于劳动、行走、咳嗽、久立、久蹲或大便后子宫脱出，经休息、卧床即可回复或仅有腹坠的感觉，用手触摸阴道时始觉有物下突。

严重子宫脱垂者，子宫终日脱出在外，不能还纳，常伴有腹坠，大小便均感困难，行动受限，不能参加劳动，并且局部因摩擦会引起不同程度

的溃疡。

 足部的穴位疗法

取特效穴水泉，可点按，也可用灸法，均可取得较为满意的效果（图2-62）。

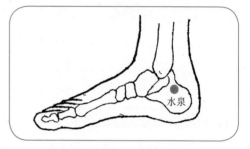

图 2-62

 足部反射区疗法

按摩子宫、阴道反射区，以及肾脏、脾、肝反射区，还应推揉足心（图2-63）。

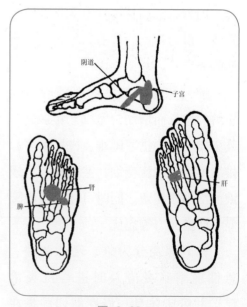

图 2-63

月经不调

月经是女性的生理现象，即表现为有规律周期性的子宫出血。大多数妇女 28 ~ 30 天行经一次，提前或延后 7 天以内仍属正常。月经持续时间，即行经长短，一般为 3 ~ 7 天，一次月经出血量约为 30 ~ 50 毫升。

月经不调多由内分泌异常所致，主要表现为月经的周期、经期或经量等出现异常改变，常伴有痛经、恶心、头痛、面色苍白、肢冷等症状。

月经周期提前 1 周以上者，称月经先期，又称经早；

月经周期推迟 1 周以上者，称月经后期，又称经迟；

连续 2 次以上月经周期或先或后，为月经先后无定期，又称经乱；

月经量多，且不规则，中医学称之崩漏，现代医学谓之功能性子宫出血；

月经量少甚则停止，称之经少或闭经，可分为原发性闭经和继发性闭经两种。凡年满 18 周岁而月经尚未来潮的女性，称为原发性闭经；月经初潮后，任何时间停经超过 3 个月者，称为继发性闭经。

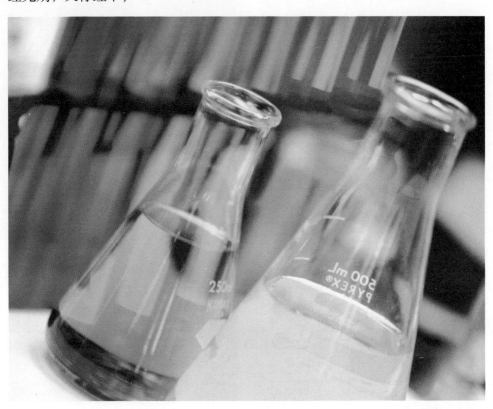

1 足部的穴位疗法

月经先期可按揉太冲、太溪；月经先后不定期可选用然谷、隐白。但月经先期不宜用灸法，月经先后不定期可用灸法（图2-64）。

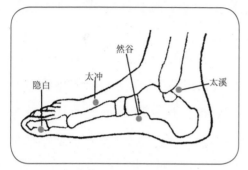

图 2-64

2 足部反射区疗法

按摩脑垂体、肾脏、生殖腺、子宫、下腹部、卵巢、肾上腺等反射区，其中子宫、卵巢以及脑垂体反射区为其重点按摩区，有利于调节内分泌和神经系统的功能，可促进女性荷尔蒙的分泌（图2-65）。

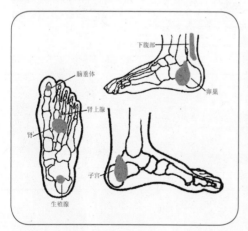

图 2-65

痛　经

凡在行经前后或行经期间出现周期性小腹疼痛，同时伴有腰酸、腹胀、乳房胀痛、头痛、恶心呕吐等症状，以致影响学习、工作和生活者称为痛经。如月经来潮后，仅感轻度下腹部胀痛或腰酸不适，则属正常现象，不需治疗。

痛经一般分原发性和继发性两种。月经初潮后就开始有腹痛者为原

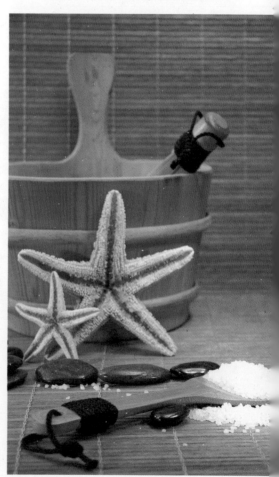

发性痛经。因生殖器官炎症、肿瘤、子宫内膜异位等器质性病变而导致痛经者为继发性痛经。

也有人认为，女性穿高跟鞋也是造成痛经的原因之一。因为脚跟垫高后，脚掌前缘受到极大压力，此区域的子宫和卵巢反射区受压，难免使其功能发生障碍，从而引起痛经。

原发性痛经常多发于青少年时期，多在初潮后 6 ～ 12 个月发病。疼痛多自月经来潮后开始，最早出现在经前 12 小时，行经第 1 日疼痛最剧，持续 2 ～ 3 日缓解。疼痛程度不一，重者呈痉挛性，部位在耻骨上，可放射至腰骶和大腿内侧。有时伴发恶心、呕吐、腹泻、头晕、乏力等症状，严重时面色发白、出冷汗等。妇科检查常无异常发现。

① 足部的穴位疗法

大敦是治疗痛经不可缺少的穴位，水泉更是痛经和月经不调的特效穴，加上调节女性荷尔蒙分泌的三阴交穴，效果更好。这些穴位都以温热刺激法为宜，故可用香烟灸（图 2-66）。

② 足部反射区疗法

按摩膀胱、输尿管、下腹部反射区，尤其是重点按摩生殖腺、脑垂体、子宫、肾、肾上腺、卵巢反射区（图 2-67）。

对于继发性痛经者，应注意原发病的治疗。另外，有痛经的女性应注意精神调养，消除恐惧紧张感。经期少食生冷及辛辣刺激性的食物，忌游泳、涉水。

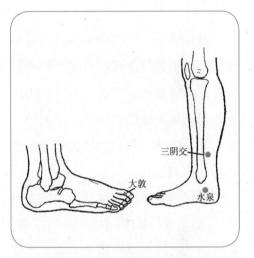

图 2-66

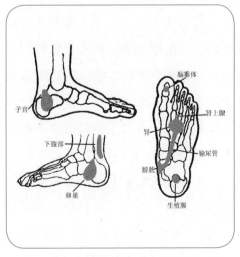

图 2-67

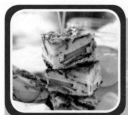

代谢与内分泌性疾病

代谢性疾病常由体内某一物质过剩导致，而内分泌失调是由于人体内分泌腺的异常导致。经临床研究，这两类疾病都可以通过足部按摩来治疗。

糖 尿 病

糖尿病是一组遗传和环境因素相互作用而引起的临床综合征，因胰岛素分泌绝对或相对不足，以及靶组织细胞对胰岛素敏感性降低，引起糖、蛋白质、脂肪、水和电解质等一系列物质代谢紊乱。

糖尿病最典型的症状是"三多一少"，即多饮、多食、多尿、体重下降。不典型和轻症或隐性患者，常无明显症状，应提高警惕，以免贻误诊断。

糖尿病大致上分为Ⅰ型和Ⅱ型糖尿病。Ⅰ型糖尿病是胰岛素依赖型，可发生在任何年龄，临床特点为起病急，多食、多尿、多饮、体重减轻等症状较明显，有发生酮症酸中毒的倾向，必须依赖胰岛素治疗维持生命。

Ⅱ型糖尿病是非胰岛素依赖型糖尿病，也可发生在任何年龄，但多见于40岁以后中老年人。大多数病人起病缓慢，很少有酮症酸中毒倾向，但有时亦需要胰岛素控制病情。

糖尿病的病因与遗传、病毒感染、自身免疫因素有关，加上肥胖、饮食油腻以及精神上的压力，遂致发病。糖尿病并发症可遍及全身各重要器官，如动脉粥样硬化性心脑疾患、糖尿病性肾病变，以及糖尿病视网膜病变等。

糖尿病患者若出现肢端感觉异常，分布如袜子或手套状，伴麻木、针刺、灼热、痛觉过敏或脚有踏棉垫感，多并发有周围神经病变，常为对称性出现，下肢较上肢严重。

目前对糖尿病无完全根治的疗法，所以，一旦患了糖尿病，为防止病情恶化，必须多了解这方面的医疗常识，并耐心地接受有效的治疗方法，当然也包括足部按摩疗法。

1 足部的穴位疗法

涌泉穴对解除糖尿病口渴症状有特效，并以湿布冷敷"涌泉"及脚弓部位最具效果。或将捣烂的新鲜芦苇，于睡前贴于涌泉穴周边效果也较为明显。

若想增加降低血糖的疗效，位于小腿内侧"阴陵泉"也很重要。治疗时，阴陵泉应给予较强的刺激，用香烟或艾炷灸也会收到明显效果（图2-68）。

2 足部反射区疗法

重点揉压肾脏、膀胱、输尿管、胰腺、脾、胃、十二指肠、大脑、上下身淋巴腺反射区。许多糖尿病患者，足拇趾内侧从趾根到趾尖处有硬块，所以需按揉，将硬块散开，使之柔软（图2-69）。

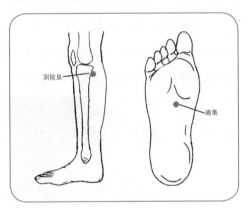

图 2-68

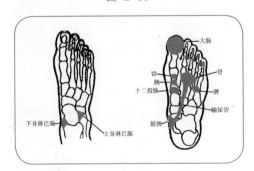

图 2-69

甲状腺功能亢进症

甲状腺功能亢进症（简称甲亢）是指由多种病因导致甲状腺功能增强，分泌甲状腺激素过多所致的临床综合征。

甲亢病因及发病机制尚未完全清楚。多数认为甲亢是在遗传基础上，由感染、精神创伤等因素诱发。各年龄段均可发病，以20～40岁多见。女性患病率多于男性，其比例约为4:1左右。

甲亢多数起病缓慢，患病后常伴有疲乏无力、怕热多汗、皮肤潮湿、体重减轻、低热、双手平举前伸时伴有手指震颤等现象，同时也伴有神经过敏、多言多动、紧张多虑、焦躁易怒、思想不集中、记忆力减退、心动过速等。此外，还会伴有甲状腺肿、眼球向前突出等症状。

在治疗时，可采用足部反射区疗法：甲亢在服用抗甲状腺药物治疗的同时，辅以足部按摩治疗，对于改善临床症状效果较为显著。应以垂体、甲状腺、脾、心、肾、肾上腺、输尿管、膀胱、肝反射区为重点，刺激以酸痛而能忍受为度（图2-70）。

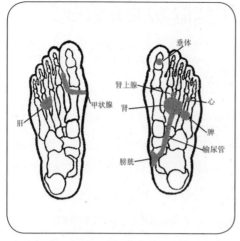

图 2-70

治疗期间，应注意休息，饮食要补充足够热量，包括糖、蛋白质和维生素 B 族等。还应保持心情舒畅，不急不躁，生活有规律，忌食辛辣等刺激性食物。

更年期综合征

更年期是指妇女从性成熟期逐渐进入老年期的一个过渡时期，包括绝经前期、绝经期及绝经后期。绝经是指月经完全停止 1 年以上。目前，生理性绝经年龄有延后倾向，我国城市妇女的平均绝经年龄为 49.5 岁，农村妇女为 47.5 岁。

更年期的早期变化是卵巢功能衰退，表现为脑垂体功能退化。此时期卵巢逐渐趋停止排卵，雌激素分泌减少，促性腺激素分泌增多。绝经后，

卵巢几乎不能分泌雌性激素，但仍分泌雄性激素。这些内分泌失调就会导致机体各种不适。

更年期妇女约 1/3 能通过神经内分泌的自我调节达到新的平衡而无自觉症状，其余 2/3 的妇女则可出现一系列性激素减少所致的症状，即更年期综合征。除自然绝经外，两侧卵巢经手术切除或受放射性毁坏时，会导致人工绝经，继之也可发生更年期综合征。

更年期综合征的临床症状持续时间长短不一，一般约 2 ~ 5 年，严重者可达 10 余年。主要表现为月经紊乱，经量不稳定，潮热、出汗、精神过敏、情绪不稳定、手脚麻木等自律神经功能失调，还可出现骨质疏松、

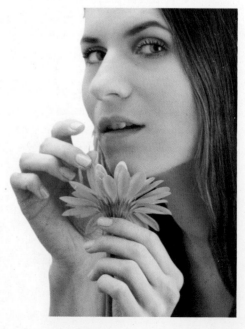

冠心病发病率增高、胆固醇升高等病理现象。

更年期是每位女性必须经历的阶段，这期间会不自觉的懒散、容易疲劳、食欲不振、头重等身体上的不适，和失眠、焦躁不安等精神方面的困扰，但不应视为疾病。当然症状严重者还是应该接受适当的治疗，比如足部按摩，此法可有效改善其症状。

1 足部的穴位疗法

涌泉穴是治疗更年期综合征的特效穴，它能调整机体的内分泌；"心包区"则是祛除不安、烦躁的要穴。此外，三阴交也不可少，它能提高生殖机能，调节内分泌，是女性各种疾患的重要穴位。治疗时，可采用香烟灸上述穴位。症状较轻的女性，用吹风机的温风刺激穴位即可（图2-71）。

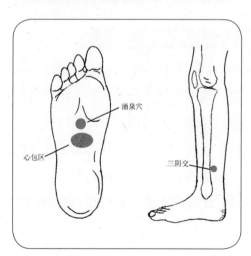

图 2-71

2 足部反射区疗法

仔细揉搓大脑、脑垂体、肾上腺、生殖腺、子宫、心、肝、脾等反射区。因为自律神经失调所导致的各症状，以刺激头部最为有效。所以，脑垂体和大脑的反射区要反复揉搓，但应避免一次长时间的刺激（图2-72）。

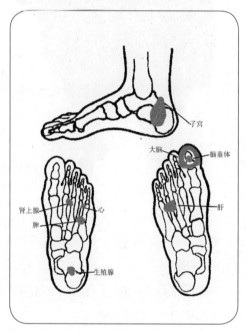

图 2-72

肥 胖 症

肥胖症是指体内脂肪堆积过多，体重增加。人群中各种体重呈正态分布，而无明确区别正常与异常的分界点，故肥胖症的定义是人为的，目前多以理想体重和体重指数为依据。

理想体重可按下列简易公式算出：

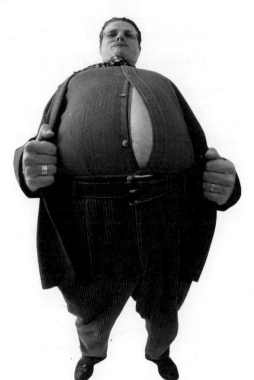

明了，主要与遗传、中枢神经系统、内分泌系统、代谢等因素有关。另外与饮食也有很大的关系，当进食热量超过消耗量，多余的物质转化为脂肪，而脂肪又不能被充分利用，沉积于人体各组织皮下，使体重明显增加。

肥胖不仅有损于形象，重度肥胖者心脏负荷增加，皮肤散热不良，怕热多汗，严重影响身体健康。而且常可伴发动脉粥样硬化、冠心病、高血压病、胆石症、糖尿病、多发性骨关节病、高尿酸血症等一系列严重疾病，故应引起足够的重视。

轻度肥胖，仅需控制饮食，使总热量低于消耗量，少吃一些含碳水化合物较多的食物，多吃一点瓜果蔬菜，并多参加体力劳动与锻炼，一般不必用药物治疗。若能辅以推拿按摩，改善肠胃功能，多数能收到较好的效果。

理想体重：身高（厘米）-105或身高（厘米）减100，再乘以0.9（男性）或0.85（女性）。

体重指数（BMI）＝体重（千克）/身高的平方（以米为单位）

体重超过理想体重的20％，或BMI>24可定为肥胖。

无明显病因可寻者称单纯性肥胖症，有明确病因者（例如下丘脑垂体炎症、肿瘤、创伤、皮质醇增多症、甲状腺功能减退症、性腺功能减退症等）称为继发性肥胖症。

单纯性肥胖的发病原因尚未完全

1 足部的穴位疗法

消除肥胖，主要在于抑制胃的机能、降低食欲。厉兑穴和丰隆穴属于胃经脉络上的穴位，可抑制胃肠道的消化吸收功能。厉兑穴可用牙签束的尖端刺激，以造成疼痛的力道较为合适；丰隆穴只要以稍微感到疼痛的力道去揉捏即可（图2-73）。

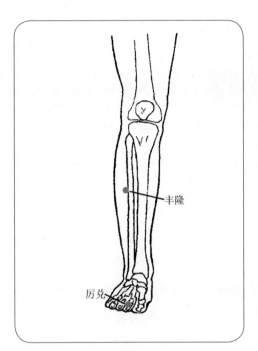

图 2-73

丰隆

厉兑

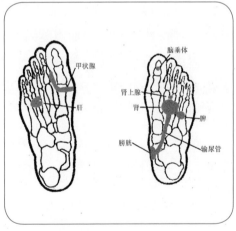

图 2-74

甲状腺

肝

脑垂体

肾上腺

肾

脾

膀胱

输尿管

2 足部反射区疗法

足部甲状腺、脑垂体、脾脏反射区与肥胖关系较为密切，是按摩的重点。另还必须揉按压肾脏、输尿管、膀胱、肾上腺、肝反射区（图2-74）。

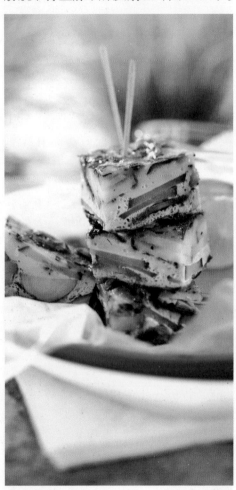

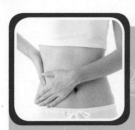

运动系统疾病

虽然足部只是人体小小的一部分，但通过足部按摩可抑制荷尔蒙分泌，缓解紧张而僵硬的肌肉，经常按摩还有助于预防关节炎和神经痛等症。

颈 椎 病

颈椎病又称颈肩综合症，是中老年人的常见病、多发病，其病理改变大多是椎间小关节和椎间盘的退行性变。

颈椎是脊椎关节活动度最大的部分，由于颈椎关节活动频繁，使椎间

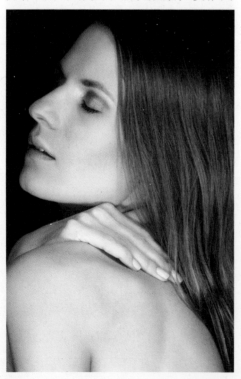

盘和小关节易受不同程度的损伤，引起颈部劳损、颈椎骨质增生、颈项韧带钙化、颈椎间盘萎缩退化等病变，刺激压迫脊神经根、椎动脉所致。

颈椎病临床表现是一侧肩、臂、手的麻木疼痛，或以麻木为主，或以疼痛为主，颈部后仰、咳嗽等增高腹压时疼痛加重。部分患者可有头晕、耳鸣、耳痛和握力减弱及肌肉萎缩等。

临床上分为颈型、神经根型、脊椎型、椎动脉型、交感神经型及混合型。

颈型：颈项疼痛，多发于一侧颈项部，呈持续性疼痛或刺痛，伴颈项僵硬。

神经根型：颈肩及肩枕部疼痛，颈部僵硬。

椎动脉型：颈肩部或颈枕部疼痛，伴有头晕、恶心，头部旋转或侧弯活动度过大时，可诱发或加重症状。

脊髓型：颈肩痛，四肢麻木。

交感型：枕部痛，头晕，偏头痛。

混合型：上述某两型或多型颈椎病症状同时存在。

1 足部的穴位疗法

选择昆仑、厉兑、足通谷、至阴、足临泣、解溪等穴位进行治疗，也可用灸法（图2-75）。

2 足部反射区疗法

按摩颈椎、颈项、斜方肌、肝、膀胱、输尿管、肾脏反射区（图2-75）

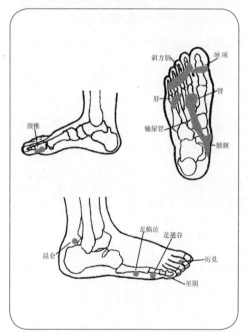

图 2-75

落 枕

落枕多数是由睡觉时头部姿势不适当，颈部肌肉、肌腱和韧带等软组织扭伤，继发于颈、肩、背部肌肉痉挛所致。其临床表现为早晨起床后感到一侧颈部肌肉疼痛僵硬，活动受限，有时酸痛可扩散到肩部或背部，局部有压痛感。

落枕症状轻者很快便会自行痊愈，重者则会延至数周。若能进行包括按摩在内的功能锻炼，便能缓解疼痛，缩短病情。

1 足部的穴位疗法

选用昆仑、京骨、厉兑等穴位，进行强刺激，也可用灸法（图2-76）。

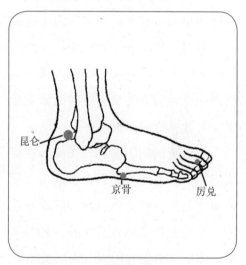

图 2-76

2 足部反射区疗法

仔细按摩颈项、颈椎、斜方肌、颈部淋巴腺、肩部反射区，其中以肩部和斜方肌反射区为重点按摩区域。另外，也可以热敷头部反射区（图2-77）。

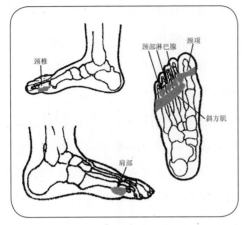

图 2-77

肩 周 炎

肩关节周围炎简称肩周炎，中医称冻结肩、五十肩、漏肩风，是肩关节周围软组织的无菌性炎症，急性期疼痛剧烈，甚则夜间难以入睡。后期由于炎性粘连导致肩关节的活动受限，患者感觉肩部僵硬。

肩周炎的病因多有外伤史，也有因肩关节脱位或扭伤后，引起关节囊的慢性炎症，使关节囊的皱襞相互粘连，并与肱骨头粘着。此外，还与年龄、体质、劳损等因素有密切关系。

肩周炎初起时，肩周微痛，常未引起注意。以后疼痛加重，肩关节运动障碍日渐加重，出现手臂上举不便，不能作梳头、脱衣、洗脸等简单动作，肩部肌肉可有痉挛或萎缩等现象。后期引起整个肩关节僵直，活动困难。

肩周炎多发于 50 岁左右，女性多于男性。近年来有些年轻人也出现肩痛，必须特别注意。治疗肩周炎的治疗原则是动静结合，肿痛明显的早期，宜限制肩关节的活动，肿痛消减的后期，采用局部按摩与足部按摩相结合的方法，对于消除肩部疼痛具有很好的疗效。

1 足部的穴位疗法

肩痛时，刺激隐白和至阴可缓解疼痛。另外，足三里也很重要，足三里是人体保健最重要的穴位，可以祛病延年、增进抵抗力。在治疗过程中，如出现只是轻微的酸痛，按摩上述穴位后，症状即可缓解。重症和长久不愈者，则宜用发夹头或牙签束刺激（图 2-78，2-79）。

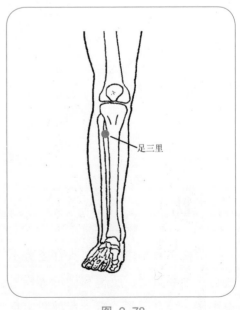

图 2-78

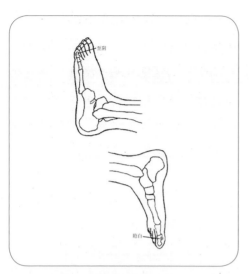

图 2-79

2 足部反射区疗法

重点按摩肩、颈椎、肩胛骨、肾上腺、肝、脾、肾反射区。

另忌采用同一姿势长时间工作，应时常运动全身，松弛肌肉，或反复使头肩部肌肉做紧缩与放松运动，能有效预防肩周炎（图 2-80）。

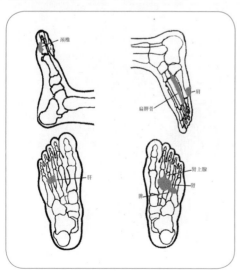

图 2-80

网球肘炎

网球肘炎又称肱骨外上髁炎、滑囊炎，是一种常见多发病。由于某些工作需反复屈伸肘关节及前臂旋前旋后活动，引起桡侧腕伸肌起点处的损伤，导致肘关节之桡背部疼痛。临床表现为患侧肘关节疼痛乏力，上抬提物困难，夜痛较甚，疼痛仅限于肱骨外上髁之背侧。

在治疗时，可采用足部反射区疗法：采用局部轻度按摩，配合足疗效果较为显著。重点按摩足部的颈项、肘关节、肩、上下身淋巴腺、肾、输尿管、膀胱等反射区。另外，治疗期间，应避免过度劳累，尽量减少肘和腕关节的活动（图 2-81）。

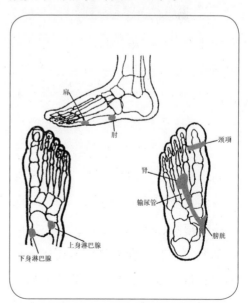

图 2-81

97

膝关节痛

膝关节痛的原因，除半月板损伤之类的运动损伤外，多由膝关节炎引起。有些严重的患者，常在早晨起床后痛得无法站立。

膝关节炎一般包括有退行性关节炎、风湿性关节炎、类风湿性关节炎等，以中老年人尤为常见，有一部分属于老化现象。

膝关节起着支撑体重的重要作用，所以老化的速度也比较快。对任何人而言，膝盖老化就意味着已步入晚年。特别是肥胖的人，膝盖所承受的压力也较体重适宜的人大了许多，所以老化、病变的速度会更快。

1 足部的穴位疗法

治疗膝关节痛的穴位，大多在关节附近。

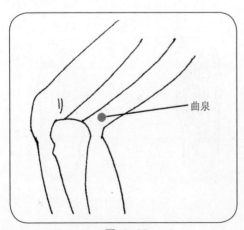

图 2-82

正坐垂足时，膝关节背面有一道横纹，其内侧末端为曲泉，外侧末端为阳关，与膝盖外侧阳陵泉，都是治疗膝盖痛的常用穴位。还有至阴与大敦，也具有较好的疗效。治疗时，均宜用灸法（图 2-82，2-83）。

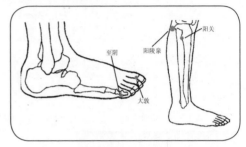

图 2-83

2 足部反射区疗法

按摩肾上腺、甲状旁腺、下身淋巴腺、膝关节、泌尿系统反射区，其中又以膝关节反射区为重点按摩对象。

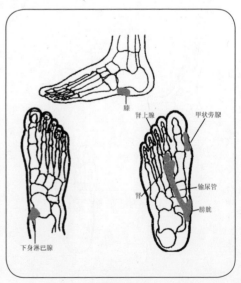

图 2-84

此外，入浴时可在浴缸中用力压揉大拇趾和小趾，并采用正坐姿势，可促进血液循环，颇有益处（图2-84）。

腰　痛

腰痛是以症状命名的一种病症，可由多种疾病引起，如肾炎、风湿、腰肌劳损、腰间盘突出症、腰部骨质增生、腰扭伤等等。

慢性腰肌劳损临床上很常见，多因单一姿势的长期弯腰工作，或经常持续负重、或急性腰扭伤迁延日久所致。日积月累损伤逐渐加重，导致局部肌肉、韧带或关节发生粘连，逐渐使组织变性，以致失去正常的生理功能。

闪腰的情形也较为常见。突然去拿重的东西，"咔嚓"一声，腰部感到剧痛，便动弹不得。此时，只要减少活动，静养两三天，症状即自然消除。但如果反复发作，也会引起椎间盘病变而带来长久的病痛。

腰痛本是中老年人应有的困扰。因为老人的身体各个器官都已随着年龄的增长而退化、老化，无更强的能力去锻炼了，可如今年轻患者却在不

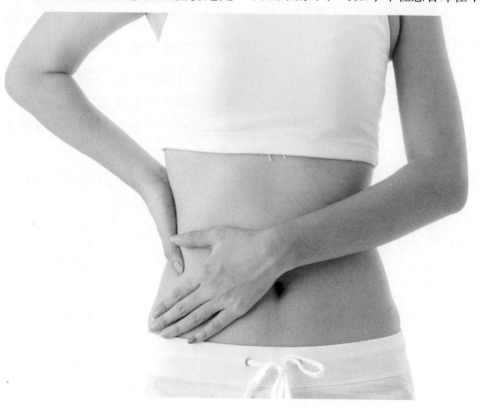

断增加，究其原因无非是平时缺乏运动，如果突然间进行剧烈运动，势必造成腰痛。

足疗对各种原因引起的腰痛均有一定的疗效，而且对于慢性腰肌劳损的疗效更佳，如果配合腰的局部按摩收效会更快。

1 足部的穴位疗法

若因姿势不当或过度运动所引起的腰痛，可选用金门和中封二穴。对闪腰有特效，还有膝关节背面横纹侧端的"阳关"与横纹内侧末端的"曲泉"。阳陵泉则对任何一种腰痛均有益。治疗时，选用灸法效果较好（图2-85，2-86）。

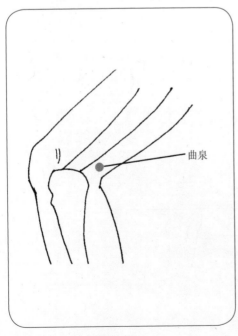

图 2-85

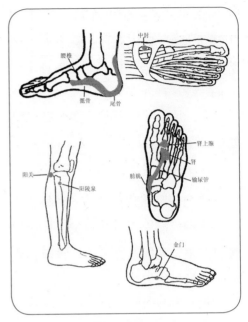

图 2-86

2 足部反射区疗法

首先，应刺激肾上腺、肾脏、输尿管、膀胱反射区，刺激时间应长一些。接着按摩腰椎、骶骨、尾骨等反射区（图2-86）。

另外，日常运动时，应避免突然发动的过激运动行为。再者，骨质疏松症是腰痛较为常见原因，特别是女性停经后骨质中的钙含量会明显减少，所以平常应多摄取小鱼、牛乳等含钙量高的食物。

关 节 炎

大多数人认为，只有老人才患关节炎。事实上，二十多岁的年轻人发病的也不在少数，尤其是20～50岁的女性患者，近年来有逐渐增多的趋势。

关节炎最显著的特征是晨僵，即早上起床后，手、脚甚至四肢呈现僵硬的现象。初发时手指、脚趾以及手腕、脚腕等细小关节疼痛，接着膝盖、肩膀等大关节也跟着疼痛。随着病情的发展，疼痛越来越剧烈，而且患部开始肿大，晚期关节多呈半屈曲位畸形，并可出现不规则发热、贫血等症状。关节炎的病因，目前尚不清楚，可能与感染、过敏、内分泌失调、家族遗传、免疫反应等因素有关。一般起病缓慢，多有疲倦无力、体重减轻、胃纳不佳等前驱症状。

1 足部的穴位疗法

先用牙签束或发夹刺激患处，以促使局部血液循环，但不可太过用力，以免造成外伤。再用香烟灸阳陵泉、曲泉、第三足趾趾腹及脚心部位（图2-87）。

2 足部反射区疗法

仔细按摩第二趾趾腹及脚心，以及脾、肾上腺、肾脏、输尿管、膀胱反射区（图2-87）。

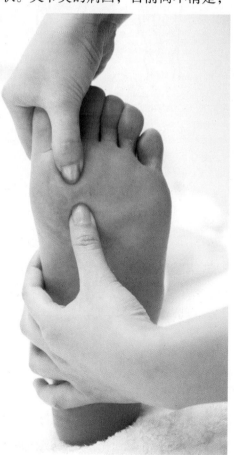

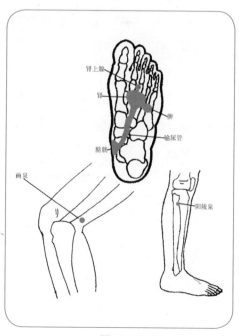

肾上腺
肾
脾
输尿管
膀胱
曲泉
阳陵泉

图 2-87

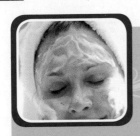

皮肤科疾病

进行恰当的足部按摩，不但可以使双脚得到彻底的放松，还能最大限度的排出人体里的毒素，防治皮肤粗糙、青春痘、黄褐斑等皮肤科疾病。

湿 疹

湿疹是由多种因素引起的瘙痒剧烈的一种皮肤炎症反应。分急性、亚急性、慢性三期。各年龄段均可发病，但以体质过敏者最为多见。可发于任何部位，发于四肢者常对称出现，婴儿多发于头面部。湿疹的主要特征为皮肤出现红斑、丘疹、水疱等，剧痒，搔破后会出水、糜烂，也可感染化脓。常可反复发作，但皮疹消退后，不留永久性的痕迹。

在治疗时，可采用足部反射区疗法：按揉足部甲状旁腺、肾上腺、脾脏、淋巴腺（上身、胸部、下身）、肾脏、膀胱、输尿管、腹腔神经丛反射区。淋巴区的选择应依据湿疹发生的部位而定，发于身体上部者，按摩上身淋巴腺；发于胸部者，按摩胸部淋巴腺；发于腹部及下肢者，按摩下身淋巴腺（图2-88）。

另外，平时应注意饮食调理，一般应吃些清淡的食品，多吃水果、蔬菜，少喝茶、饮酒，以保持大便通畅。

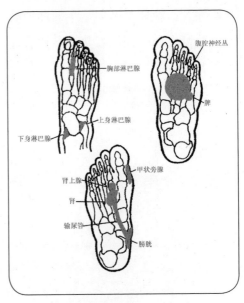

胸部淋巴腺
腹腔神经丛
脾
上身淋巴腺
下身淋巴腺
甲状旁腺
肾上腺
肾
输尿管
膀胱

图 2-88

荨麻疹

荨麻疹是一种常见的变态反应性疾病，是由多种病因引起的黏膜小血管扩张及渗透性增强而出现的一种局限性的皮肤水肿反应。

食物、药物、粉尘、感染、体内寄生虫、各种物理化学刺激、精神因素以及自身病变均是引起荨麻疹的常见诱因。

荨麻疹初起时，皮肤瘙痒，随即起风团，呈鲜红色，风团大小不一，形状也不规则，可随瘙痒抓挠而增多，多持续半小时以上，可自然消退，不留痕迹。

1 足部的穴位疗法

涌泉、内庭（在足背，当第二、三趾间的趾蹼缘后方赤白肉际处）、行间、解溪是治疗荨麻疹的特效穴，可用隔姜灸法，效果较为明显（图2-89）。

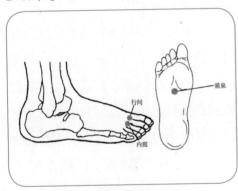

图 2-89

2 足部反射区疗法

按摩肾、输尿管、膀胱、甲状旁腺、上下身淋巴腺、脾、肾上腺反射区。另外，起风团时，应避免搔抓，不滥用外用药。饮食要清淡，忌食海味鱼虾、辛辣酒酪食物，保持精神愉悦。未发病时，要增强体质，清除肠

道寄生虫，避免接触已经发现的过敏源，如某种食物、动物毛皮、花粉、药物等（图2-90）。

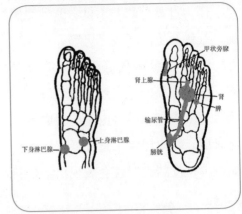

图 2-90

皮肤粗糙

确保有白皙、光润的肌肤是每个渴望美丽的人的梦想。

青年人的皮肤腺体分泌旺盛，在形态和生理功能上都达到了一生中最好的状态，能最好地表现出青春活力，皮肤具有光泽和色彩，显得柔软、细腻，富有弹性。

皮肤和心理状态有着密切的关联，一般恋爱中的女性，皮肤就显得特别光滑细嫩，这是因为这时的肾上腺功能特别发达，处于兴奋状态，以致荷尔蒙分泌特别旺盛所致。另外，生活如果没有规律，皮肤就容易变得粗糙。

其实，皮肤和其他器官一样，会

随着岁月的流逝而渐渐衰老，而许多不利的因素可以加速这一老化过程。如精神抑郁，长期情绪低落、睡眠不足、压力过重、营养不良、紫外线照射、气候及生活环境恶劣等。

皮肤光润固然是美容的第一要素，但更重要的是它还代表着健康。当人进入中年以后，由于皮肤腺体分泌减弱，真皮层含水量降低，皮下脂肪减少，皮肤表层就会表现出干枯和皱纹。

衰老是不可避免的，不过采用各种有效的方法可延缓衰老。主要原则是内外相结合，即调理内脏功能与皮肤保健结合起来。使用足疗按摩，能刺激荷尔蒙的分泌，祛除皮肤粗糙与皱纹，使皮肤"重获新生。"

1 足部的穴位疗法

大多数人皮肤粗糙、斑点多，是由于肝脏机能降低，致使体内毒素显露在脸上。在这种情况下，应选择属于肝经的"足临泣"与属于胆经的"足窍阴"两穴，作为治疗重点。另外，涌泉也很重要，因为它可以调节内分泌，刺激女性荷尔蒙分泌（图2-91）。

涌泉穴可用刷子或丝瓜瓤来刺激，一直摩擦到暖和为止。足临泣与足窍阴亦无须强烈刺激，只要用

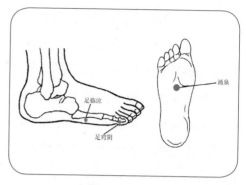

图 2-91

手指将其按摩至穴位及周围暖和起来即可。

2 足部反射区疗法

按摩胃、脾、十二指肠、肝、小肠、甲状腺、肾上腺、肾、输尿管、膀胱、大肠反射区。

甲状腺反射区有促进荷尔蒙分泌的功能；胃、十二指肠、直肠的反射区能调整胃肠功能，都是防止皮肤粗糙的重要反射区。按摩肾脏的反射区时，尿酸会溶化，废物也会被排出体外，具有净化皮肤的作用（图2-92）。

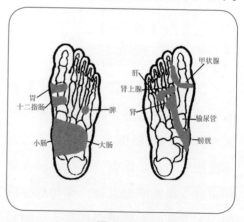

图 2-92

另外，多食含维生素 B2、B6、A、E 的食品，如蜂蜜、豆芽、动物肝脏、麦片、奶制品等，可少量饮用果酒及一些干果，如核桃仁、松子仁便是极佳的美容佳品，含有丰富的油脂，可滋润皮肤，含有钙、磷、铁、胡萝卜素、核黄素等，是恢复皮肤功能不可缺少的元素。

青春痘

所谓青春痘，又称粉刺，在医学上称为"痤疮"，是一种毛囊皮脂腺的慢性炎症。其发生原因与雄性激素的分泌有关，青春期由于雄激素的刺激，皮脂分泌增多和毛囊皮脂腺管口角化、栓塞，皮脂瘀积于毛囊内，

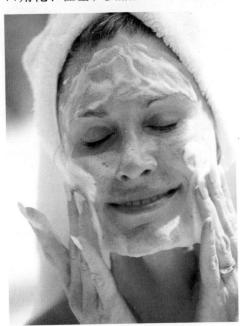

在此基础上继发细菌感染所致。其他如食用过多的脂类及糖类食物、便秘、消化不良、精神因素、化学物质刺激、遗传等都可以成为致病因素。

痤疮多见于青年，好发于面、胸、上背等皮脂较多的部位，是和毛囊一致的锥形丘疹，有时充血有脓疱，也可有黑头粉刺、白头粉刺、结节、囊肿和瘢痕等，青春期过后可自愈。

用足底按摩治疗青春痘有一定效果。

1 足部的穴位疗法

可先进行全足的基础按摩，尤其是肾脏、输尿管、膀胱，以促进新陈代谢和毒素的排出。其次，按摩肾上腺、胃肠、肝胆、脾脏、甲状腺、甲状旁腺、垂体、生殖腺、淋巴腺等（图2–93）。

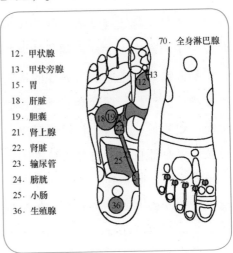

12．甲状腺
13．甲状旁腺
15．胃
18．肝脏
19．胆囊
21．肾上腺
22．肾脏
23．输尿管
24．膀胱
25．小肠
36．生殖腺

70．全身淋巴腺

图 2–93

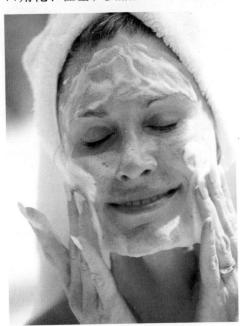

2 刺耳疗法

先在耳轮上方消好毒，再于耳轮上针刺出血，挤出几滴血，两侧耳朵都刺，每4~6天做1次，对痤疮及面部扁平疣都有效果。

3 指压疗法

指压、按摩合谷、神门、大陵。

患者自己的一只手拇指指尖压迫另一只手的合谷约1分钟，改用指腹沿顺时针方向旋转按摩36次，逆时针方向旋转按摩36次，再以同样的手法指压、按摩神门与大陵，也可用牙签或大头针刺激合谷、神门及大陵，直到局部皮肤发红即可，坚持下去，可收奇效。

酒渣鼻

酒渣鼻又称玫瑰痤疮，是一种主要发生于面部中央的江斑和毛细血管扩张的慢性炎症皮肤病。病变的皮肤可见细小的红丝，遇冷热刺激或饮酒激动时更明显；还有小粉刺可挤出白色脓头。一般自己没有什么特别不适的感觉，但影响美观，以男性患病为多。往往在青春期开始发病，如果不及时治疗，可以迁延终生。本病的病因多是由于嗜好饮酒或偏食辛辣刺激

食物，导致胃生积热、热势上攻所致，也可见于素有肺胃之热的人，虽不饮酒，也可患本病。

1 足部的穴位疗法

可按摩肾上腺、甲状旁腺、脾脏、胃肠、淋巴腺及鼻等足穴。轻柔刺激，持之以恒，可收良好效果（图2-94）。

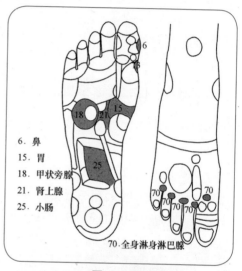

6. 鼻
15. 胃
18. 甲状旁腺
21. 肾上腺
25. 小肠
70.全身淋身淋巴腺

图 2-94

2 单方、验方和食疗

（1）橘核3~5克，核桃仁1个，先将橘核用微火炒至黄色，风干后研成细末，再将核桃仁研碎为粉，两者调匀，以温酒调敷患处。

（2）硫黄3克、雄黄3克、绿豆9克，共研成细末，以人乳调敷患处，每晚1次。

（3）大枫子30个（去壳）、核桃仁15个，上药捣成糊状，再加入

水银（剧毒，请慎重用药）3克，拌匀，用纱布包住药糊频擦患处，每日3次，3天后停药1次，直至痊愈。

（4）生石膏、生石灰等量研成细末，过筛，再用瓷钵研匀，装瓶备用，用时将患处洗净，将药粉适量加酒调成糊状，敷于患处，每日1次，连用2～3次。

黄 褐 斑

黄褐斑，俗称肝斑，是影响女性面部美容最常见的一种皮肤病。皮损多对称分布在眼周附近、额部、颧部、颊部、鼻部及口周。为大小不等，形

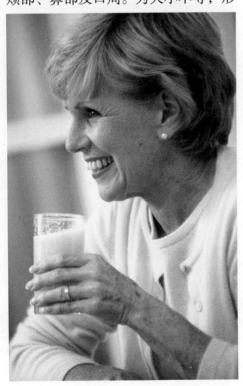

态不一的色素斑，其颜色多种多样，有的呈淡褐色，有的呈咖啡色，有的呈淡黑色，有的皮损还可以相互融合成蝴蝶状，故又称"蝴蝶斑"。有的妇女在妊娠3～4个月后可出现此斑，所以还称为"妊娠斑"。

现代医学认为，本病多由于服药、妊娠和其他原因引起，其中最重要的原因是服用避孕药。据统计，口服避孕药的妇女中，有20%可发生本病。妊娠时出现黄褐斑可能是由于妊娠期雌激素及黄体酮增多，促使色素沉积所致，分娩以后可逐渐消失，属于生理性反应。此外，有一些生殖系统疾病，如月经不调、痛经、宫腔慢性炎症及一些慢性消耗性疾病，如肝病、结核、恶性肿瘤等，均可引起黄褐斑。除此之外，某些劣质化妆品亦可引起本病发生，使用时不可不慎。

经临床验证，足底按摩对本病有积极而确切的疗效。

1 足部的穴位疗法

可按摩胃、输尿管、膀胱等基础穴，以增加新陈代谢及代谢产物的排泄；其次按摩肾上腺、甲状腺、甲状旁腺、垂体、生殖腺、淋巴腺等腺性组织，调节内分泌及激素的平衡；最后按摩胃肠、肝胆、脾脏等消化腺，

以健脾化痰利湿，促进黄褐斑的消散（图2-95）。

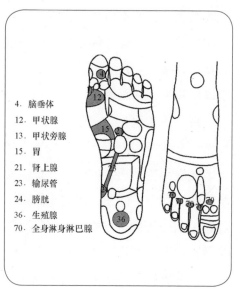

4. 脑垂体
12. 甲状腺
13. 甲状旁腺
15. 胃
21. 肾上腺
23. 输尿管
24. 膀胱
36. 生殖腺
70. 全身淋身淋巴腺

图 2-95

2 单方、验方和食疗

①青嫩柿叶晒干研成细末，与白凡士林30克调匀成膏，每天睡前涂患处，晨起洗净，一般连涂半个月至1个月后可奏效。

②山药100克，白薯100克，将两者晾干后研成粉，滑石粉100克、家鸽粪10克，将上述四者混匀，每天用蛋清调部分药粉涂患处，晨起洗去。

③鲜杏花、鲜桃花、鲜梨花、鲜柿叶各190克，补骨脂30克，香油适量。将杏花、桃花、梨花、柿叶晒干后与补骨脂共研细末，装入瓶内备用，每晚临睡前取药末适量，香油调糊，涂面部，次日早晨洗去。每晚1

次，3周为1个疗程，连用2个疗程即可见效。注意：必须晚间用药，如白天用药反而增加色素沉着。

另外，还应该注意的问题有：保持心情舒畅，遇事心胸豁达，不要钻牛角尖；饮食适宜，避免过油过腻、辛辣刺激及不易消化经临床验证，食品，保持消化道通畅；避免过度劳累，养成早睡早起的习惯，勤锻炼，节制性生活；避免强烈日光照射；积极治疗有关疾病。

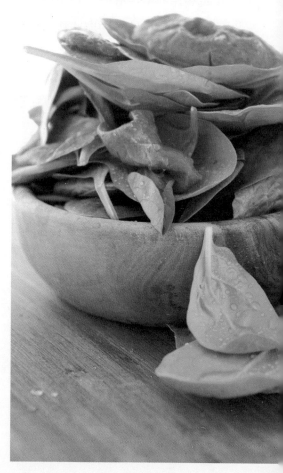

足部对上、中、下一切系统器官都具有十分明显的调节作用。所以，五官科疾病可采用上病下治的方法，通过足部按摩防治各类疾病。

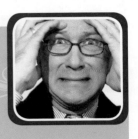

五官科疾病

眼睛疲劳

现代化的都市中，许多人常常为眼睛疲劳所苦恼。特别是忙碌的白领阶层，由于操作电脑及文书处理机的机会大增，长期使眼睛暴露在荧屏前，更增加了眼睛疲劳的程度。

长时间使用双眼，感到眼睛疲劳是正常的事情，只要休息一会儿就会恢复。但是，如果稍稍使用双眼，很快就感觉眼睛疲劳，这就应该引起注意了，这并不是一种正常的生理反应。

经常性的眼睛疲劳，还会导致头痛、呕吐等现象，甚至造成视力减退，所以理应谨慎处理。

1 足部的穴位疗法

厉兑和临泣是足部防治眼睛疲劳的特效穴。如果感觉到眼睛疲劳（一般有酸涩、刺痛、易流泪等反应），可用发夹尖端刺激穴位，也可用香烟灸，效果也不错（图2-96）。

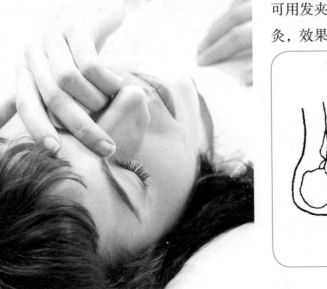

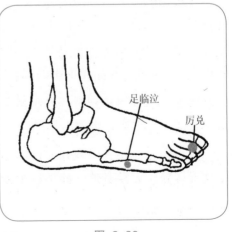

足临泣

厉兑

图 2-96

2 足部反射区疗法

按摩眼睛、肾脏、肝脏、脾脏反射区。

另外，将耳朵用力向下拉十几次，对于消除眼睛疲劳也有很好的效果。平时应多食胡萝卜（用油炒）、动物肝脏、西红柿等富含维生素A类食品，也可防治眼睛过度疲劳（图2-97）。

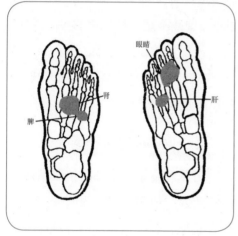

图 2-97

近视眼

近视常见于青少年，也有先天性的近视，近视是一种屈光不正的眼病，外观眼部并没有明显异常，只是对远处的字迹辨认困难，近看时清楚。

近视的发生，可因为先天遗传、眼球形体异于正常所致，此类近视治疗效果很差。但多数近视都是在青少年时期，学习和工作时，不注意用眼

卫生所导致的。

在青少年时期，如长期低头看书或距离书本太近，光线过强、过暗和长时间地注视等原因，眼睛会过度疲劳，睫状肌痉挛及充血，使晶状体变厚，屈光不正，造成平行光线的聚光点落在眼视网膜之前，便形成了近视眼。

1 足部的穴位疗法

揉按内庭（在足背，当第二、三趾间，趾蹼缘后方赤白肉际处）、足临泣、足窍阴、昆仑等穴位（图2-98）。

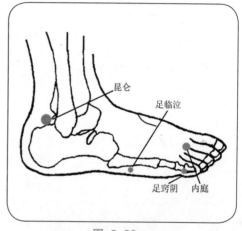

图 2-98

2 足部反射区疗法

重点按摩眼、肾脏、肾上腺、输尿管、膀胱、肝脏反射区。

近视眼的防治应早期进行，平时要注意用眼卫生，这是相当重要的一个环节（图2-99）。

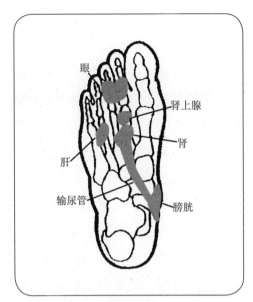

图 2-99

美尼尔氏综合征

美尼尔氏综合征为近年来最常见的疑难杂症之一,其主要表现为耳鸣、天旋地转的眩晕感和听力减退、呕吐等现象。其中的耳鸣令人相当头痛,

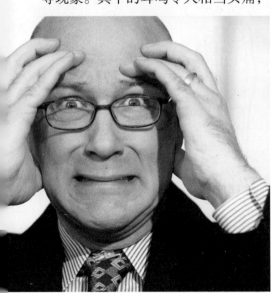

那种嘈杂的声音时时刻刻都在耳边响起,挥之不去,也无从摆脱。

1 足部的穴位疗法

至阴、大敦、第二大敦、隐白是治疗耳鸣的特效穴。另外,刺激足临泣与足窍阴,治疗耳鸣的效果也比较显著。以上穴位用香烟灸法最为有效。若伴有脚底发热,用湿毛巾冷敷即可(图 2-100)。

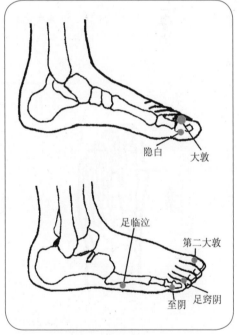

图 2-100

2 足部反射区疗法

重点按摩耳、大脑、淋巴腺及内耳迷路反射区。揉搓小趾也可有同等功效,泌尿系统也要进行适当按摩(图2-101,2-102)。

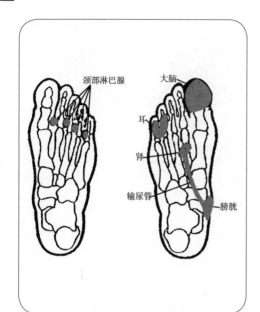

图 2-101

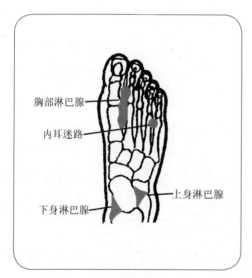

图 2-102

眩 晕

眩晕是一种自觉症状,其感受方式各式各样。突然间眼前发暗、走路时身体摇晃等为眩晕的代表性症状,

这些症状的产生与内耳迷路有一定的关系。

内耳迷路分布了掌管听觉和平衡感觉的两种神经,具有感受声音和保持身体平衡两种功能。眩晕是平衡器官出现了障碍导致的。当眩晕感出现时,不安感和焦躁也往往随之出现,使症状愈发严重,出现恶性循环。也有些眩晕是因美尼尔斯综合征等因素所致,但目前尚未有根治的疗法。

在治疗时,可采用足部反射区疗法,因为耳的反射区受到肾脏系统的影响,所以耳、肾、大脑三者一体处理的情形,在反射区疗法中很常见。也正因此,眩晕者应当重点按摩内耳迷路、耳、肾、头反射区(图2-103)。

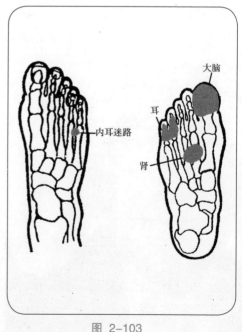

图 2-103

耳鸣、耳聋

耳鸣、耳聋，是听觉异常的常见症状之一。

耳鸣是指自觉耳内鸣响，妨碍听觉，其鸣响如蝉鸣，或若钟鸣，或若流水声，或睡着如打鼓。耳聋是指不同程度的听力减退，轻者耳失聪敏，听而不真，称为重听；重者全然不闻外声，则为全聋。耳鸣常是耳聋的先兆。

1 足部的穴位疗法

可揉按内庭（在足背，当第二、三趾间，趾蹼缘后方赤白肉际处）、足临泣、足窍阴、金门（图2-104）。

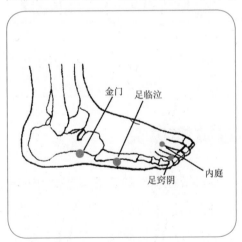

图 2-104

2 足部反射区疗法

按摩耳、内耳迷路、脾、肾、输尿管、膀胱等反射区（图2-105）。

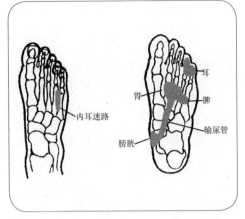

图 2-105

牙 痛

牙痛是口腔科最常见的病症之一，一般遇到冷、热、酸、甜等刺激时尤为明显。牙痛主要由龋齿、牙周炎、智齿冠周炎、牙本质过敏等引起。

牙痛的患者并不少见，但大多数人往往是默默地忍受着，懒得去挂号求医。其实这样是很危险的，因为完全放任不管，非但会使人坐立不安、无心工作，万一被细菌侵害到牙髓，形成牙髓炎，就会造成较为严重的后果。

因此，牙痛患者应及早地接受治疗。在治疗时，可采用足部按摩理疗，此法可取得较为满意的效果。

1 足部的穴位疗法

蛀牙（甚至牙髓炎）疼痛，以太溪、然谷为主治穴；若是风牙痛（受风而引起的牙痛），则可选用足窍阴，它是治疗牙痛的特效穴。另外，还可选用内庭（在足背，当第二、三趾间，趾蹼缘后方赤白肉际处）、厉兑、足临泣、昆仑等穴位，以增强疗效。

治疗时，太溪和然谷可用压揉法予以刺激，若痛得厉害，也可用香烟灸；足窍阴，可用发夹或牙签束刺激（图2-106）。

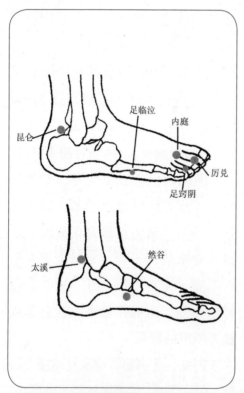

图 2-106

2 足部反射区疗法

重点按摩上下颌、脾、肝、三叉神经、肾、输尿管、膀胱、上身淋巴腺反射区（图2-107）。

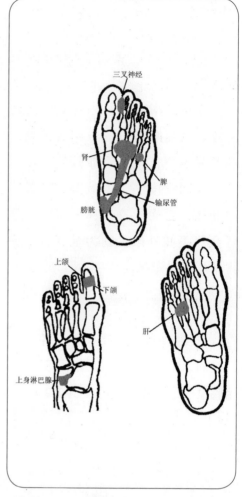

图 2-107

过敏性鼻炎

过敏性鼻炎的发病与患者的体质关系密切。常说的"花粉症"，即季节变换时不断打喷嚏、流鼻涕，就是一种过敏性鼻炎。

空气中的尘埃、细菌、扁虱、冷气等，都是引起这些症状的"罪魁祸首"。因这些抗原随空气吸入而附着在鼻黏膜上，激活体内的免疫系统，结果导致喷嚏连连，涕泪纵横。

　　一般来说，过敏性鼻炎症状持续两三天之后即可自动消失。但是，鼻炎常反复发作，目前也没有更好的根治方法。此时，可采取足部按摩治疗，会取得显著的效果。

1 足部的穴位疗法

　　肾上腺皮质激素是治疗过敏性疾病的特效药，不过它的副作用也相当多。如果能有效的刺激涌泉穴，则可以促进机体分泌这种激素，有效的缓解症状，且不必担心会有副作用（图2-108）。

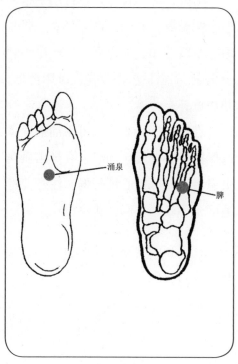

图 2-108

　　因此，开始打喷嚏、流鼻涕时，用力压揉涌泉穴，症状便可消除。此外，每天用香烟灸，效果也相当好。若在季节即将变换的前几天就开始刺激，则可以有效的预防其发作。

2 足部反射区疗法

　　揉搓肾上腺、鼻、额窦、脾脏、上身淋巴腺、肾、输尿管、膀胱反射区，尤其是肾上腺反射区，需认真揉搓（图2-109）。

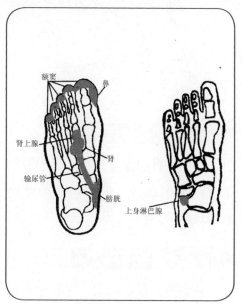

图 2-109

鼻 出 血

　　鼻出血往往不是独立的疾病，而是一种常见症状。它可由外伤引起，也可由鼻部的病变引发，也可能由全身性疾病引发，如高血压、白血病等。

治疗可点按昆仑、厉兑、足通谷、至阴、涌泉、太溪、行间等穴位（图2-110）。

巴腺、肾、膀胱、输尿管等反射区（图2-111）。

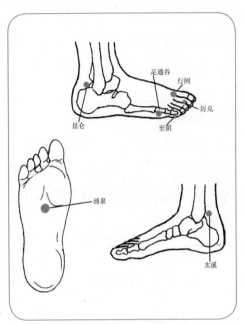

图 2-110

1 足部的穴位疗法

青少年鼻出血多发生在鼻中隔前下方的易出血区，40岁以后鼻腔出血明显减少，鼻腔后部出血明显增加。

2 足部反射区疗法

仔细按摩鼻、额窦、甲状旁腺、颈部淋巴腺、胸部淋巴腺、上下身淋

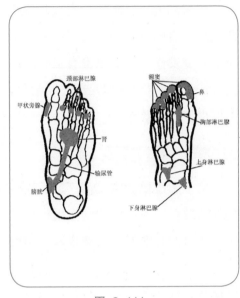

图 2-111

另外，鼻出血时，也可用手指紧捏两侧鼻翼，并用口做深呼吸。同时用冷水敷前额、鼻根部，这样也有利于止血。出血后要用半坐式卧床休息，并注意补充营养。

在秋冬干燥季节，可用油剂滴鼻以保持黏膜湿润。同时，有鼻出血病史患者，应保持心情舒畅，注意劳逸适度，不暴怒愤郁，并防止外伤。

Part3 下篇　日常保健与足部健康疗法

中医理论认为，人有"四根"——耳根、鼻根、乳根和脚根，且以脚根为四根之本。在日常保健中，我们应该注意保持足部的血液循环畅通，因为这关系到全身的血液能否正常循环。而足部按摩具有固养根气、疏通经络和调解神经的作用，是最佳的畅通足部血液循环的方法。

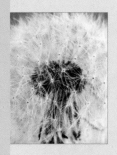
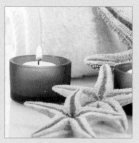
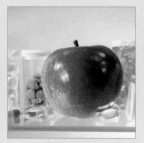
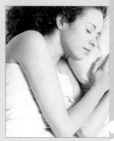

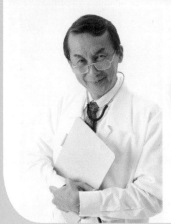

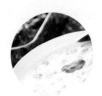
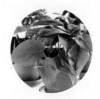

性保健的足部健康疗法

经常给予脚步适当的刺激，会得到意想不到的保健效果。尤其是对男性来说，可打通经脉，使气血旺盛，另对女性保健方面也有独特功效。

阳事不举

阳事不举又称阳痿，是指男子虽有性欲，但阴茎不能勃起完成性交；或阴茎虽能勃起，但勃起不坚，不能维持足够的硬度以完成性交。阳痿主要分为精神性与器质性两类。

器质性阳痿主要是由某些疾病所引起的，如大动脉炎、髂内动脉闭塞症、静脉瘘、先天性睾丸缺损、性腺功能不全、糖尿病、酒精中毒、肝硬化以及脊髓损伤，均可引起阳痿的发生。

精神性阳痿主要是由于中枢周围神经发生的生理改变所致，如长期手淫或纵欲过度，以及失眠、恐惧多疑、焦虑不安、悲观失望、自我否定等因素造成。由此种原因引起的阳痿占了性功能障碍患者的绝大多数，即使是器质性阳痿患者也有广泛而严重的心理影响。

阳痿的精神性原因可归结为下列

5个方面：

（1）在发育过程中所受到的影响。这包括父母感情上的冲突、家庭对性问题的消极态度（常与家教、信仰有关）、儿童期性问题的精神创伤、首次性交的创伤、同性恋等。

（2）人与人之间由于关系不协调所造成的影响。如孤独、对女方怀有敌意、对女方不信任、女方缺乏吸引力、性爱护和性观念（包括性生活的类型、时间、次数等）异常等。

（3）情感方面的原因。如焦虑（尤

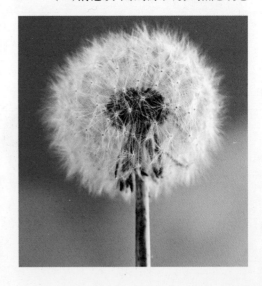

其对性生活的害怕和对阴茎大小的担心）、内疚感、抑郁、缺乏信心、疑病症、躁狂症、害怕染上性病等。

（4）认识方面的原因。如性无知、轻信某些传说，强迫的性活动。

（5）其他方面。由于疲劳、急性病、焦虑所致的暂时性勃起困难，医源性影响，性欲倒错。

应该指出的是：很多药物直接或间接作用于性反射中枢，能导致性功能障碍，造成药物性阳痿。例如降压药、利尿药、激素、安定药、镇静药、安眠药、抗胆碱药物等，对性功能均有不同程度的影响，甚至引起阳痿。用药时不可不慎。

另外，偶尔发生的阴茎不能勃起属正常现象，不能作为阳痿的依据。这种情况多是由于劳累、情绪不安、夫妻感情不和、醉酒、急性病或暂时的焦虑所致。

足底按摩对阳痿患者，尤其是精神因素所致的阳痿患者，有很好的治疗作用。尤其是爱人的按摩，既是一种治疗，又表达了深厚的爱意，而且温柔的安抚又是一种很好的心理暗示，真是一举数得，何乐而不为呢？

1 足底按摩

疾病的反应区为肾脏、输尿管和睾丸、前列腺。治疗阳痿以补肾壮阳为主，要加强对肾脏的按摩，同时对性腺及生殖器官的相应反射区如睾丸、前列腺也要加重按摩，从而增强肾功能，使性生活能力加强（图3-1）。

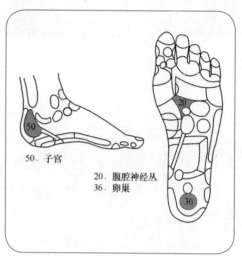

50. 子宫
20. 腹腔神经丛
36. 卵巢

图 3-1

2 单方、验方和食疗

①鹿角胶粥：鹿角胶 15～30 克、粳米 100 克、生姜 3 片，先煮粳米作粥，待沸后，加入鹿角胶、生姜同煮为稀粥。

②仙灵脾酒：仙灵脾 60 克、白酒 500 毫升，将仙灵脾装入纱布袋中，浸泡在酒内封口，3 日后即可饮用，每晚睡前服 1 小盅。

③桂心粥：煮粥如常法，粥半熟入桂心末 5 克。

④麻雀肉煮熟食之，1 日吃 3～5 只。

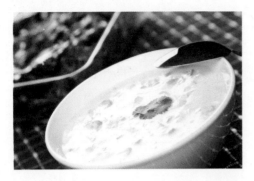

以上食疗方主治因肾阳亏所致阳痿。

⑤梅花粥：白梅花 3 ~ 5 克、生姜汁 1 匙、粳米 50 ~ 100 克，先煮粳米为粥，待粥将成时，加入白梅花、生姜汁，同煮片刻即成，每日分 2 次空腹温热服食。

⑥大麦粥：大麦磨如粟米大，如常煮粥服食。

⑦橙子煎：橙子用水泡去酸味，加蜜煎汤频饮。

⑧桔饼汁：桔饼泡水代茶饮。

⑨韭菜炒羊肝：韭菜 100 克（切成节）、羊肝 120 克（切片），共入锅炒熟食用。

以上食疗方主治因抑郁伤肝，伴有失眠多梦、喜叹息、食欲不振的阳痿患者。

⑩龙眼肉粥：龙眼肉 15 克、莲子 15 克、红枣 3 ~ 5 枚、粳米 100 克，先煎龙眼肉、红枣，去渣取汁，再与莲子、糯米共煮为稀粥，日服 1 ~ 2 次。

3 自我按摩

对于功能性的阳痿，通过自我按摩的方法，常常可以收到明显的效果，而且简单，方便。

①揉神阙：双手掌相对摩擦，待生热后以掌根或鱼际部在肚脐处揉捻，当脐部发热时继续揉 1 ~ 2 分钟。

②揉关元、气海、中极穴，各 1 分钟。

③摩小腹：手掌沿小腹逆时针方向抚摩 100 次，再顺时针方向抚摩 100 次。

④推腹：双手掌重叠，沿任脉自神阙下推至中极，反复操作约 1 分钟。

⑤搓肾俞、命门穴：双手交替搓擦肾俞、命门穴，使热感透达到骶部为好。

⑥揉大腿内侧：沿两大腿内侧揉捏肌肉至腹股沟处，反复进行，约 2

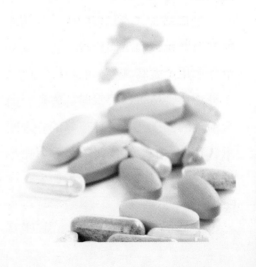

分钟。

⑦一手托阴囊，一手沿阴茎两侧轻轻揉捏，反复数遍，如有勃起，仍继续揉捏，约 1 ~ 2 分钟后改揉阴茎上下部分，力量不可太重，约 1 ~ 2 分钟。

⑧双手掌搓热后，相对轻搓阴茎，若有勃起，仍可继续轻搓，约 1 分钟。

⑨揉捻三阴交穴，约 1 分钟。

⑩搓涌泉穴，至发热，结束手法。

自我按摩治疗功能性阳痿，具有很好的效果。因为此法不会使人有恐惧感、羞怯感，能在充分放松的情况下进行自我治疗，这自然是其他方法不易做到的。

早　泄

早泄是指房事时不能持久，一触即泄，不能完成性交。

早泄是一种最常见的男子性功能障碍，既影响双方的性欲满足，亦影响生育，影响夫妻感情，甚至造成家庭不幸和危机，危害严重，不可不治。

由于长期受封建思想的束缚，人们对性问题避而不谈，对性功能障碍更是羞于启齿。所以，家庭治疗自有其得天独厚的优势。

1 足底按摩

可在热水洗脚后进行，每日 1 次，坚持不懈。

在进行全足的基础按摩后，重点按摩肾上腺、肾脏、输尿管、前列腺、睾丸、性腺等反射区，手法宜轻缓柔和，持久深透，全部治疗约需半小时（图 3-2）。

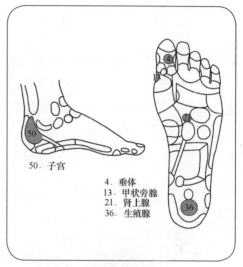

50. 子宫

4. 垂体
13. 甲状旁腺
21. 肾上腺
36. 生殖腺

图 3-2

2 行为疗法

行为疗法是治疗性功能障碍的多种方法之一，属于心理治疗的组成部分，包括暂停法和捏挤法。

①暂停法：治疗开始时，女方用手抚弄阴茎和睾丸，刺激到中度勃起，或训练病人有射精的感觉时即停止刺激或抽动，直至性高潮减退，阴茎萎软时，重复刺激使阴茎勃起坚硬，其

121

目的在于提高射精的阈值。也可用加强间歇法，即感觉将要射精时，病人或女方向下牵拉其阴囊或睾丸，用力要适当，以降低性兴奋。这样治疗一段时间后，早泄的症状将有所缓解，甚至得到痊愈。

②捏挤法：在男方接近性高潮，即将射精时，女方用拇指、中指、食指轻轻捏、压阴茎冠状沟的上下方，由前向后挤捏，不要有两侧挤捏。当训练成功而夫妇正式交合时，可取女方上位，再行多次挤捏训练。其后，也可以改用阴茎根部（即接近阴囊部位）捏挤，一般两周内有效。据调查，此法由男方自行捏挤，则效果不理想。故治疗早泄宜夫妻双方同心协力，配合默契，则易生效。

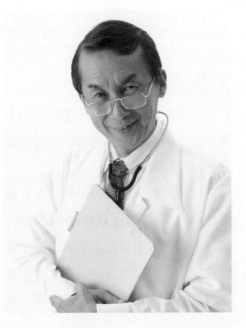

遗　精

男子未经性交而泄出精液，称为遗精。成年未婚男子或婚后分居者，在一月内遗精 1 ~ 2 次，属正常现象，若每周遗精达 2 次以上或清醒时遗精，并伴有头昏、失眠、神疲无力、腰膝酸软等症，则属病态。

对此，足底按摩有其独到专擅之处。

1 足底按摩

主要按摩生殖腺、垂体、头部、肾上腺、甲状腺等反射区。因遗精主要由于肾精亏虚、肾气不固，故肾脏反射区宜着重刺激，最好在用热水洗脚后进行，亦可用香烟灸烤脚底涌泉穴，亦有一定效果（图 3-3）。

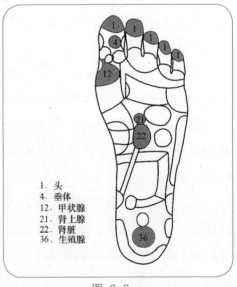

1. 头
4. 垂体
12. 甲状腺
21. 肾上腺
22. 肾脏
36. 生殖腺

图 3-3

阴茎异常勃起

阴茎是由两块阴茎海绵体构成的，性欲高潮时，海绵体极度充血，阴茎就勃起。阴茎的异常勃起，是精神因素、心理影响和性生活方式方法不当引起的。其表现就是当进行性行为时，达不到性高潮，始终有一种不满足的感觉，在性交以后阴茎也不萎软，仍在持续勃起，有疼痛和胀痛感，不能坐位。

1 足底按摩

主要按摩生殖腺、垂体、头部、肾上腺、甲状腺等反射区。应在用冷水洗足后进行，按摩后改以热水烫脚，用干毛巾反复搓擦足底，以红热为度（图3-4）。

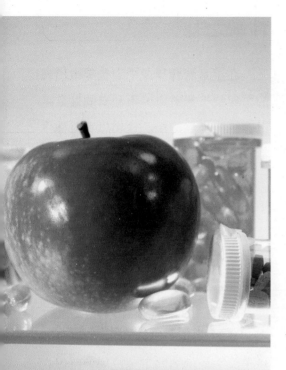

2 单方、验方和食疗

①香橼浆：香橼1～2个、麦芽糖适量。取香橼1～2个，切碎放入碗内，加入适量麦芽糖，盖上盖，隔水蒸数小时，以香橼稀烂为度，每次服1匙，早晚各1次。

②海马酒：海马1对、白酒1斤，用酒浸泡海马2周后，按自己的酒量每日饮少许。

③韭菜炒羊肝：韭菜100克（切成节）、羊肝120克（切片），共入锅炒熟食用。

④用五倍子捣烂，醋调为饼，敷脐。

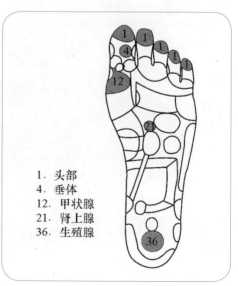

1. 头部
4. 垂体
12. 甲状腺
21. 肾上腺
36. 生殖腺

图 3-4

2 单方、验方和食疗

性缺乏症

①大蒜蜂蜜疗法：剥取独头紫皮蒜一头，加上80毫升蜂蜜，放在锅里加热，煮熟10分钟后，再加上研成细末的黑芝麻（大约150克），用力混匀，搅拌在一起，然后再装广口瓶中，一天服2次，1次约5毫升左右，或作黄豆粒大小的药丸，每次5粒，用开水冲泡饮用。

②五加皮药酒疗法：取五加皮250克，切成小片，加上白糖250克，白酒约2000毫升，一起放在广口瓶中，在阴凉地方(不允许放在冰箱内)。保存1个月后，滤出残渣，将液体仍装瓶中，每日2次，每次25毫升。

在正常青壮年或中、老年中出现的与年龄不相适应、不和谐的性欲减退，可称为性冷淡。这类患者对性生活缺乏激情，甚至全无兴趣，使爱人痛苦，自己也很苦恼，有些家庭甚至因此而产生危机或者解体。

引起性冷淡的原因很多，因为性功能是在神经与内分泌系统调节下，并在一系列的条件反射与非条件反射的支配下，由神经系统、内分泌系统、生殖系统、运动系统、呼吸与循环系统等多方面的参与下完成的，所以它不但受医学方面，而且还受心理等多方面因素的影响，诸如体力、精神、心理、内分泌等因素。

女性性冷淡多半是由于过于神经质，或者是对性以外的事物过多的关心，尤其是对性存有偏见而造成的。

导致男性性冷淡的原因是男性经验不足，过于紧张或有不成功的性交经历，使对性交缺乏自信造成性冷淡。

当然，性器官本身有问题就要去请教专科医生，不是本文要讨论的问题。假如是因疾病或身体不适，劳累或心情不佳所引起，则是暂时现象，过一段时间自会恢复，切不可大惊小怪，或责怪呵斥，否则可能会造成永久性的性冷淡。这时，患者最需要的是关心、呵护和理解，一份浓浓的爱意，是解除性冷淡的最佳良药。

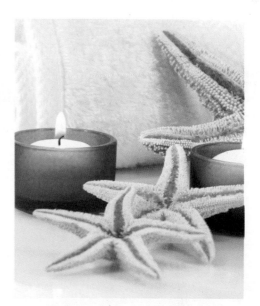

● 足底按摩

通过足穴的按摩，能促进脑垂体中激素的分泌，提高生殖器的功能，从而提高性欲。

其按摩的具体部位是垂体、头部、肾上腺、肾脏、生殖腺以及下身淋巴、腹腔神经丛反射区（图3-5）。

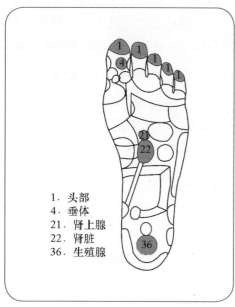

1. 头部
4. 垂体
21. 肾上腺
22. 肾脏
36. 生殖腺

图 3-5

男性：加睾丸、前列腺反射区。

女性：加子宫、卵巢、阴道反射区。

应该注意的问题有：

①增强体质，消除精神紧张与劳累。

②创造适宜的性生活环境，例如：闩门，拉上窗帘，以解除女方的思想负担，保证在性生活时不致受到干扰。

③营造一个温馨、浪漫的氛围，柔和的灯光，粉红的窗幔，整洁的环境，爱人的甜蜜絮语以及温柔的抚摸，都是激发性欲的灵丹妙药。

④解除性冷淡之苦，需要爱人的理解和配合，多用柔情蜜意去打动对方，而不要一味指责，甚至在对方没有激情时强行进行性生活，这样只能加重对方对性生活的厌恶，从而加重双方的痛苦。

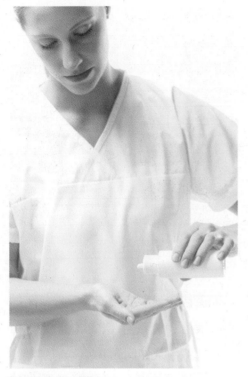

宫等穴。也可在按摩后，将王不留行籽用胶布贴于特定足穴上，在性生活中持续刺激足穴，可有一定效果（图3-6）。

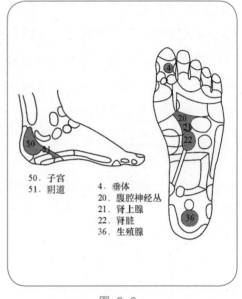

50. 子宫
51. 阴道

4. 垂体
20. 腹腔神经丛
21. 肾上腺
22. 肾脏
36. 生殖腺

图 3-6

阴道痉挛

妇女阴道痉挛，是指妇女生殖器官正常，没有病理变化，只是在性交时只要男性将阴茎插入时，会阴部的围绕阴道外 1/3 的肌肉，便发生不由自主的痉挛，使阴道口突然闭合，以致性交不能进行。

足底按摩能有效地预防该症的发生，并在阴道痉挛时缓解症状。

1 足底按摩

在同房前，用热水洗脚，并进行足底按压，可选择肾脏、肾上腺、腹腔神经丛、垂体、阴道、生殖腺、子

按摩疗法：指压，按摩太阴跻穴（足内踝下缘凹陷处）、交仪穴（足内踝尖上 5 寸处）、居髎穴（膝内侧，股骨内髁的高点），用拇指尖压迫以上各穴，然后用顺时针方向着力，按摩 36 次，1 日 2 次。

阴部瘙痒

阴部瘙痒多由于炎症引起阴道分泌物增多，刺激阴道的局部而产生瘙痒。此外，糖尿病和滴虫病也可引起阴部瘙痒。

1 足底按摩

可按摩肾脏、输尿管、膀胱、肾上腺、阴道、子宫、生殖腺、淋巴腺等反射区（图3-7）。

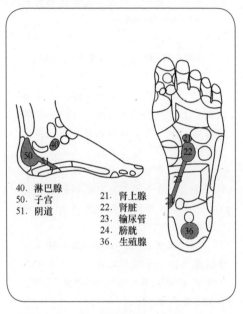

40. 淋巴腺
50. 子宫
51. 阴道

21. 肾上腺
22. 肾脏
23. 输尿管
24. 膀胱
36. 生殖腺

图 3-7

2 单方、验方和食疗

①可用少量食盐冲温开水熏洗阴部，每日2～3次。

②可用比例为1：5000的高锰酸钾和温开水冲溶后成淡紫色，熏洗阴部，每日2～3次。

3 自我按摩法

可按压耻骨边缘的痛点及血海、三阴交、蠡沟穴各1分钟，每日早晚各1次。

值得说明的是：本手法只适用于女性阴部瘙痒的轻症以及用于辅助治疗本病，对于本病的重症患者还是应去医院及早诊治为好。

妊娠反应

妊娠反应，是指发生在妊娠早期的恶心、呕吐、恶闻食气，或食入即吐、头晕烦闷等症。大多数孕妇为了胎儿的健康，多不愿服药治疗，因而要忍受很大痛苦，有些妊娠反应剧烈的，孕妇因不堪忍受而忍痛中止了妊娠。所以，不打针、不吃药的足底按摩手法格外受人垂青。

按摩方法为：用保健性的轻手法按摩肾脏、输尿管、膀胱、垂体、甲状腺、肾上腺、子宫、卵巢、胸部和乳房等反射区（图3-8）。

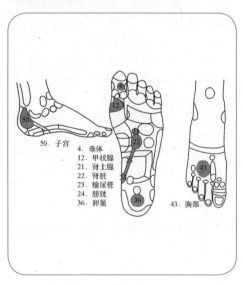

50. 子宫

4. 垂体
12. 甲状腺
21. 肾上腺
22. 肾脏
23. 输尿管
24. 膀胱
36. 卵巢

43. 胸部

图 3-8

健康知识站

足浴的保健范围

（1）治疗内、外、妇、儿、骨伤科等方面的疾病。

（2）日常生活保健治疗。由于长时间体力、脑力劳动而致的疲劳症的保健治疗。

（3）适用于中青年人的肌肤健美。

（4）各种闭合性软组织的损伤，如腰间盘突出症、腰肌劳损、背肌劳损、颈肌劳损等。

（5）各种肌肉、韧带的慢性劳损，如颈肌劳损、背肌劳损、腰肌劳损等。

（6）患骨关节结核、肿瘤者不宜采用足浴。

（7）骨折、脱位要用相应的整复手法进行复位并加以固定，未处理之前不宜采用足浴疗法。

（8）各关节部位创伤性骨膜炎急性期禁止使用足浴手法。

（9）严重骨质疏松者禁止使用足浴疗法。

（10）关节韧带的撕裂伤、断裂伤，不能用足浴手法，应手术治疗。

（11）一般来说，下列情况也应视为足浴的禁忌：

①各种开放性软组织损伤。

②皮肤局部病变，如湿疹、癣、疮疖、脓肿、疤疹、疤痕等。

③各种肿瘤的局部。

④胃、十二指肠急性穿孔；有出血性体质的人或倾向者。

⑤急性传染病、淋巴结肿大、烧伤的局部、孕妇的腹部等，其他部位操作手法也应轻柔。

⑥足部有皮肤破损及烧、烫伤者。

⑦各种感染性疾患：如丹毒、脓肿、骨髓炎、蜂窝组织等。

⑧严重心脏病、肝病患者及精神病患者。

⑨饥饿、极度疲劳或酒醉后。

搓擦足心助益智

青少年智力的开发，中年人脑功能的提高，老年人大脑衰老的延缓，都有益智健脑的需要。所以，益智健脑在养生保健中意义十分重大。

1. 按摩部位

搓擦足心，即用手来搓擦两足心部位。

2. 按摩方法

（1）端坐凳上，抬起一腿，搁在另侧腿膝上，一手扳拉足趾，另一手张掌搓擦足心部，擦至局部发热为止。两侧交替进行。

（2）端坐凳上，抬起一腿，搁在另侧腿膝上，两手张掌，同时搓擦足踝关节以下部位，擦至局部发热为止。两侧交替进行。

（3）端坐凳上，抬起一腿，搁在另侧腿膝上，一手扳拉足趾，另一手托在足跟处，做摇动踝关节活动，连做3分钟。两侧交替进行。

3. 按摩作用

搓擦足心，能使局部血流加快，血液供应充足，末梢神经敏感增强，自律神经和内分泌系统得到调节，从而收到健脑益智的效果，同时对防治失眠亦大有裨益。

4. 注意事项

（1）擦足心前先用温水泡洗，边浸泡边用两脚互搓，或用手在水中搓足，5～15分钟后用毛巾擦干，再行搓擦，有助于提高效果。

（2）擦足时，宜祛除杂念，平定情绪，闭目养神。

（3）搓擦的范围宜尽量大一些，可以是整个足掌，也可以连同足背搓擦。

（4）擦足如在睡前进行，还有助于防治失眠，提高睡眠质量。

（5）可以配合点按两侧涌泉穴。

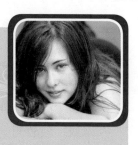

生命在于运动，而足部按摩则是使生命焕发魅力的另一种形式，比如可振奋精神、延缓衰老等，同时这也是古今无数养生家所亲身验证的理论。

足部按摩健身法

振奋精神的足底按摩

俗话说："春困，秋乏，夏打盹，睡不醒的冬三月。"意思就是说，季节和气候的变化会对人体造成一定的影响。

一般感觉与季节无关的倦怠，通常都与超负荷工作有关，例如高强度的体力劳动后、商务谈判或重大考试后解除重大心理重负所致的疲倦，即所谓"身心交瘁"。

这时，摆脱疲劳最好的办法就是美美地睡上一觉。但是，假如你的工作还没有完成，还需继续工作怎么办？你可以选择的办法之一就是用热水洗脚后，进行10分钟的足底按摩，这将使你精神振作，精力旺盛。

1 足底按摩

可重点按摩肾脏、输尿管、膀胱、垂体，甲状腺、甲状旁腺、颈项、三叉神经、脊椎、肾上腺、生殖腺、脾脏、心脏、肝脏、胃肠等穴（图3-9）。

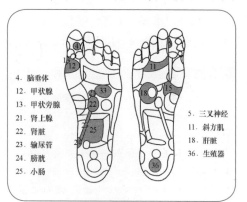

4. 脑垂体
12. 甲状腺
13. 甲状旁腺
21. 肾上腺
22. 肾脏
23. 输尿管
24. 膀胱
25. 小肠

5. 三叉神经
11. 斜方肌
18. 肝脏
36. 生殖器

图 3-9

2 足部运动操

①直立，双脚并拢。交替抬起和放下左右脚的脚跟，使身体的重心在脚跟和前脚掌之间不断交换。每天练习20次。

②两腿分开，直立，双手高举。将身体的重心放到右腿，然后前后摆动左腿，同时右臂随之相应摆动；反之亦反。每条腿摆动10次为宜。

③两腿交叉站立，双手叉腰。踮起脚，做两腿的交叉跳跃。跳跃时，双肩宜用力后张，双膝在跳跃时应放

松。反复做 15 次。

④赤脚走走"卵石路"，让凸凹不平的路面按摩按摩脚板。或坐在室内的椅子上，让赤裸的脚板踩在一段圆木或一段竹筒上，反复地搓动。再或者，把脚放在网球上，来回滑动，每只脚各做 20 次。

⑤抬起脚，用脚趾站立，数 6 下，放下脚跟。重复 10 次。

我们知道，人体的各个器官在脚底部都有自己的"压觉点"和"投射区"。当某个器官受到病毒的侵入，或由于其他因素得病时，会产生一种叫尿晶酸的物质，这种物质散发在血液中，并随着人体由上而下沉积在脚底慢慢变成硬结，发生滞淤堵塞，使该器官的气血循环不畅，人就会没精神或者生病。经常运动双脚，可使脚底受到刺激，从而将"硬结"在脚底的沉积物碾碎驱散，使之进入血液，经肝胆肠或肾脏膀胱排出。人体的气血通畅了，血液循环好了，器官就能得到丰富的营养和补充，并把废物和毒素排除。这样，人的身体就会焕发新的生机。

增强对紧张状态的适应能力

长期慢性的紧张状态和突然发生的紧张状态，都会给神经系统和整个肌体造成损害。但对紧张状态不能用消极逃避的方法去对待，而应当使身体增强对紧张状态的适应力。凡适应能力低下者都应设法治疗，而足穴按摩是一种有效的治疗方法。

足穴按摩治疗要点：肾上腺有主管身体适应能力的功能，当身体处于紧张状态时，肾上腺就增加激素的分泌，使身体处于应激状态。但长时间处于紧张状态，肾上腺会疲惫下来，而使健康受到损害。因此，应以肾上腺反射区为治疗重点，同时对肾脏反射区也应给予刺激。

中医学对肾非常重视，认为肾是生命之源泉。实际上，对肾上腺、肾脏、输尿管、膀胱反射区的刺激确实可调节神经体液调节机制。胃和十二指肠对紧张状态也有过敏反应，应给予其相应反射区相当的刺激。对肩部和颈部发板的人应刺激颈项、肩部和上肢带反射区。此类病人常有失眠、头痛症状，还应对腹腔神经丛反射区予以刺激（图3-10）。

足底按摩延缓衰老

所有的人都希望自己永远年轻，或尽量减慢衰老的进程。所以，解决抗衰老问题是当代人们重要的追求，不少人求治于足穴按摩法。由于足穴按摩法能对人体主要功能进行调节，因此可以说足穴按摩对抗衰老是有意义的。

足穴按摩的治疗要点：首先要充分按摩刺激生殖腺、肾脏、肾上腺、脑垂体、腹腔神经丛等反射区；其次应检查脚的全部反射区，如果哪里有压痛和变硬的地方，都可按关联反射区予以按摩刺激。刺激肝脏反射区也很重要，中医理论认为，在维持人体的生命功能方面，肝和肾起着同样重

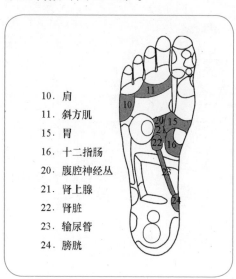

10. 肩
11. 斜方肌
15. 胃
16. 十二指肠
20. 腹腔神经丛
21. 肾上腺
22. 肾脏
23. 输尿管
24. 膀胱

图 3-10

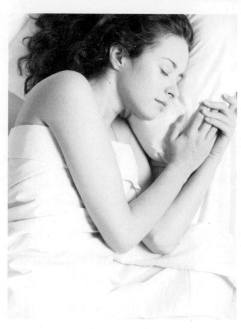

要的作用。如果肝脏功能衰弱，就会失去耐性，情绪波动。要仔细检查肝脏的反射区，如有阳性体征也应给予治疗。平时要多旋转脚趾，因为很多经络通过脚趾，旋转脚趾等于刺激了这些经络，有助于抗衰老（图3-11）。

血液循环不良，氧的供给量减少，脑细胞不能正常地工作，甚至还会有死亡的危险。

足穴按摩治疗要点：重要的反射区是包括大脑在内的头部、颈项、颈椎反射区。刺激这些反射区，能改善脑血管供血、加强脑血液循环的状态。对垂体、肾上腺、甲状腺、副甲状腺、睾丸或卵巢等内分泌腺反射区的刺激，能使这些内分泌腺的功能得到改善，使神经体液系统的调节功能有所加强，也是改善脑动脉硬化的积极措施。

按摩刺激腹腔神经丛能改善睡眠状态，良好的睡眠对大脑神经细胞是很重要的（图3-12）

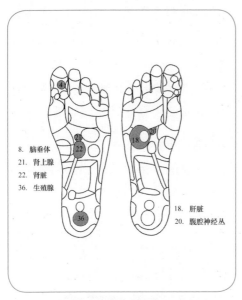

8. 脑垂体
21. 肾上腺
22. 肾脏
36. 生殖腺
18. 肝脏
20. 腹腔神经丛

图 3-11

健忘症的按摩治疗

人过中年以后，经常出现健忘现象，戴着眼镜找眼镜，电话拨了一半号码忘了后一半，甚至出现其他更可笑的事情。随着年龄的增大，身体的各种功能都相应的减退，主管思维的大脑皮层的作用也逐渐减退，出现记忆力下降的情况。加速脑老化的原因之一是脑动脉硬化，脑细胞是人体中需要氧量最多的细胞，脑动脉硬化后

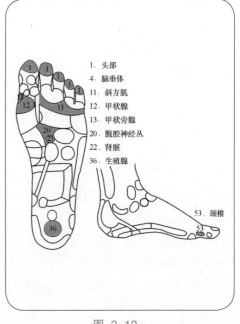

1. 头部
4. 脑垂体
11. 斜方肌
12. 甲状腺
13. 甲状旁腺
20. 腹腔神经丛
22. 肾脏
36. 生殖腺
53. 颈椎

图 3-12

足疗——乾隆长寿的秘诀

在我国古代历史上，前后有230多个皇帝，短命的多，长寿的少。

康熙皇帝和乾隆皇帝打造出大清帝国的"康乾盛世"，其中康熙8岁登基在位61年，乾隆在位也达60年，是中国历史上在位时间最长的两个皇帝，乾隆更是寿至88岁高龄，自号"十全老人、十全武功"。所以，康熙、乾隆的保健养生之道，也成为清朝宫廷的秘密……

乾隆皇帝为什么能独享高龄呢？原来他有一套养生的秘诀。他根据自己的切身体会，总结出了养生四诀："吐纳肺腑，活动筋骨，十常四勿，适时进补。"其中"十常"即：齿常叩，津常咽，耳常掸，鼻常揉，睛常转，面常搓，足常摩，腹常运，肢常伸，肛常提。"四勿"就是：食勿言，卧勿语，饮勿醉，色勿迷。这"十常四勿"完全符合保健养身的道理。

总结乾隆的养生之道，可以概括为以下几条：

1. 畅行养生保健，日日坚持足疗。5000年的华夏文明，积淀、传承着丰富多彩的古代足疗保健文化，从唐宋至清代，足浴在宫廷内外都非常盛行，并能完整保存至今。清代多数皇帝都十分注重足疗，其中以乾隆为最，他也是最健康、最长寿的皇帝。据《清代宫廷秘史》记载，乾隆十分注重养生，尤其擅长足道养生。他每天坚持足疗1个多小时。每日晨起更衣后，坚持莲花足浴30分钟。夜间入睡前，首先玫瑰莲花足浴15分钟，接着使宫女足部按摩30分钟，然后足部涂上香料，热敷10分钟。天天坚持，年年不变，即使全国巡游，他也从不间断。

2. 以骑射为乐，喜好旅游。乾隆自幼习骑射，曾在避暑山庄几次皇家射箭比赛中大显身手，当上皇帝后，更以骑射为乐，直到他80岁高龄时还去行围狩猎。骑马射箭，活动量很大，无疑是一种锻炼身体的好办法。乾隆喜好旅游，"乾隆皇帝下江南"的故事，几乎是家喻户晓的。他一生中，曾六次下江南，三次上五台山，不少名山大川、古刹佛堂都留下过他的足迹。旅游既能锻炼身体，又能颐养心情，是一种很好的保健措施。

3. 生活节度，不近女色。乾隆的起居饮食很有规律。他大约6时起床，洗漱后用早膳。上午处理政务，和大臣们议事，午后游览休息。晚饭后看书习字，作文赋诗，然后就寝。他的膳食以新鲜蔬菜为主，少吃肉类，并且从不过饱。乾隆从不抽烟，但喜饮茶。他对饮用水十分讲究，以西山泉水作为御用水。

清代宫廷粉黛万千，佳丽云集。正如清代诗人所云："飘飘秀色夺仙春，只恐丹青画不真"，"娥眉绝色不可寻，能使花羞在上林"。乾隆尊为天子，富有天下，美酒盈仓，佳丽满宫，在此环境中，居然能做到不恋酒、不迷色，实属难能可贵。

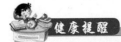

跷脚好处多

有些人在办公时，常常喜欢把两只脚高高地架在办公桌上，目中无人的样子，看起来很不顺眼，常受到人们的非议。其实，跷脚尽管行为不雅，但是对于身体还是有好处的，是有一定的科学道理的。当一个人跷起脚之后，脚部和腿部的血液就可回流到心脏肺部，得到充分的氧化，使静脉循环活泼起来。这等于直接使他的身体松一口气，使他的精神重新健旺，可提高办事效率。当然，跷脚最好是在工休时或在家中进行。

可先平躺在床上休息5～10分钟，不用枕头，将两脚抬高于心脏，这种姿势可以使老旧的血液从腿流回，使新鲜血液供应到头脑。这样会使身体和血管松弛一下，对于高血压及解除静脉紧张都是有极大益处的。现在流行的睡椅，多采用了便于跷高脚的设计，如果坐在摇椅上摇摆，又能把脚跷得高过头部，效果会更好。

假如你实在没有时间可以跷起脚来，不妨利用洗澡的时间来做一做，当你放好一盆热水，全身浸在水里，把头靠在盆边，脚跷起高于头部，一会儿你就会觉得全身松弛。这对于头部、腿部、心脏及全身均有好处。

另外，看电视时，把鞋子脱掉，将双脚放在沙发或是椅子上，也不失为一种好的方法。

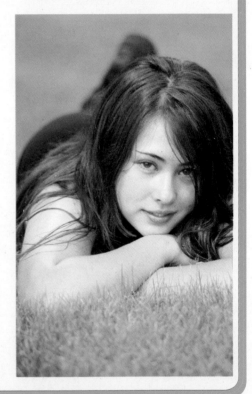